超!教科書

SHINKEN
ジュニアリサーチ
カンファレンス

山下武志

メディカルサイエンス社

序

この本のタイトル、聞き慣れないかもしれませんね。

　私が心臓血管研究所のチーフとなって、はや4年が経過しようとしています。そのうち3年は「病院のマネジメント」を行う付属病院長も兼任していたので、多忙な毎日でした。そして、この4年の間に新たに加わった大きな仕事が「回診」です。レジデントから担当する患者についてのプレゼンを聞き、その後患者さんと会うという、私がレジデントだった時代から行われている流儀を踏襲していますが、4年前から新たに始めた会議、それが「ジュニアリサーチカンファレンス」です。スタッフには別の「リサーチカンファレンス」があり、この新しく始めた会議はレジデントを対象とし、1つのテーマに関して文献リサーチを行い、その結果を30分間でプレゼンするというものです。内容だけでなく、パワーポイントの使用を含めたプレゼンテーション技法についても私がコメントやアドバイスを行い、今では看護師・技師などすべての病院職種が集まるカンファレンスとなりました。

では、そのテーマは何か？

　実は、回診でレジデントによる患者の病態説明を聞いていると「？？？」と感じることがあります。それは大きく2つに大別されます。

　まず、用いている医学用語の定義が不明瞭な場合。つまり、プレゼンする本人が用いている言葉の定義をよく理解できていないのでは…？と感じる場合です。流暢に聞こえているのですが、（私が集中できていれば）不自然さを感じるので、少し追及すると（可哀そうに…）ますますそれが暴露されていきます。そんなときは、その用語の定義をテーマに「次のジュニアリサーチカンファレンスでね」。

　もう1つ、それはレジデントのプレゼンを聞きながら、私自身がよく理解できていないのではないかと自覚したテーマです。そんなときは、自分の疑問を担当しているレジデントや周囲に問いかけます。そこでどうもクリアカットでないな…と感じたら、やはり「次のジュニアリサーチカンファレンスでね」となるわけです。

　4年間に行われた心臓血管研究所ジュニアリサーチカンファレンスのテーマは多岐にわたります。本書では、そのうち「私自身がよく理解できていない」と自覚したテーマを選びました。その上で、実際のカンファレンスでレジデントの先生たちがそ

のテーマについて30分間プレゼンした内容ではなく、「もし、私がレジデントで、そのテーマでプレゼンするようにと言われたら」どのようなプレゼンテーションをするだろうかと自問し、自分でもう一度そのテーマについて文献リサーチをしながらできあがったものが本書です。

　私自身はこれまで不整脈に関するテキストを著してきましたが、循環器内科学全般のテーマについて書き著すのははじめてです。もしかすると、不整脈分野以外はいまひとつと感じられるかもしれません。

それでも、伝えたいことは…。

　今ではインターネットが発達し、PubMedで文献検索をすればその場で論文を読むことができるようになりました。私が医師として初期教育を受けていた時代、当初は図書館での検索、その後はCD-ROMで検索し、論文はすべてコピーするという時代でした。調べたいことを簡単に調べることができるようになった…これは素晴らしいことです。

　そして、同時にもう1つ発達したものがあります。それは循環器内科の分野で多数発表される「ガイドライン」です。より簡便に全体像を把握できるという意味ではこれもよいことなのですが…しかし、ガイドラインをパワーポイントで示せばもう終わりという時代には決してなって欲しくないのです。幾つかのガイドラインメンバーとして参加し、ガイドラインを作成してきたなかで、作成するほうには作成するなりの限界があり、それをクラス分類で表示してしまったとき、同時にたくさんのものが指の間から漏れてしまっている気がするのです。

　そのような意味で、ガイドラインの文章やニュアンスから、意図せず漏れてしまいがちな内容を伝えたいと思いました。『超！教科書』というタイトルには、このような意味が込められています。ガイドラインには、その文章の表面に表されているものだけではなく、その奥にはもっと深いものがあり、それは原著を読んでこそはじめて理解できる…そんな雰囲気を少しでも感じていただければ幸いです。

では、始めましょう。私のプレゼンテーションを聞いてください。

山下武志

目次

第1章
心不全のトピックス

心不全患者での水分・塩分制限はいかに ……………………………… 8
貧血を治せば心不全はよくなるのだろうか？ ……………………… 15
心不全では、全例に睡眠呼吸障害のチェックを行うべきか？ …… 24
栄養状態の悪い心不全患者をどうする？ …………………………… 33
心不全患者に利尿薬をどう用いる？ ………………………………… 42

第2章
不整脈のトピックス

心房細動の心拍数コントロールって何？ …………………………… 52
心房細動と心不全の微妙な関係 ……………………………………… 60
無症候性心房細動…得体のしれない存在 …………………………… 71
肥大型心筋症で突然死を予測できるか？ …………………………… 78
拡張型心筋症における非持続性心室頻拍には意味がある？ ……… 89
Electrical stormを見たら… ………………………………………… 100

第3章
抗血栓療法のトピックス

抗血小板療法中の抗凝固療法どうする？ ……………………………………… 110
透析患者の抗凝固薬、どうする？ ……………………………………………… 122
抗凝固療法中の大出血の意義 …………………………………………………… 128

第4章
冠動脈疾患のトピックス

虚血性心筋症の血行再建で心機能はどうなる？ ……………………………… 136
PCI後のフォローアップCAGにどんな意味がある？ ………………………… 146
冠動脈石灰化は何を表す？ ……………………………………………………… 155

索引 ………………………………………………………………………………… 166
図表 ………………………………………………………………………………… 170
文献 ………………………………………………………………………………… 172

第1章

chapter one

心不全のトピックス

● 心不全のトピックス

心不全患者での
水分・塩分制限はいかに

　私が研修医をしていたころ、心不全入院といえば水分・塩分制限、安静が基本でした。確かに使える薬物といえば、ジギタリス、フロセミド、ドーパミン、ドブタミンぐらいで、レニン-アンジオテンシン系（RAS）抑制薬もなければ、心不全に対するβ遮断薬は禁忌で、やっと心不全に対しても亜硝酸薬が用いられ始めた時代です。薬物療法自体に限界があるのですから、水分制限や塩分制限に頼る部分が多かったのでしょう。自分が心不全の入院患者の担当になると、「減塩食、水分制限1リットル」みたいな指示をまず出していたことを思い出します。体内に水分、塩分が蓄積しているのは誰でもすぐに理解できるので、この指示は最も妥当で、一番の基本だと感じたものです。今の時代、この過去の常識はどうなっているのでしょう。

Guidelines

急性心不全治療ガイドライン（2011年改訂版）[1]

低ナトリウム血症患者では水分摂取を1日1.5～2Lに制限する。しかし、画一的な水分摂取制限に臨床的な利点はない。減塩は必須事項である。1gのNaCl摂取は200～300mLの体液量を増加させる。これによって心臓への負荷を増大させる。1日3gの減塩は心血管事故発症を10～15%減少させる。

慢性心不全治療ガイドライン（2010年改訂版）[2]

軽症の慢性心不全では自由水の排泄は損なわれておらず水分制限は不要である。口渇により過剰な水分摂取をしていることがあるので注意を要する。重症心不全で希釈性低ナトリウム血症を来たした場合には水分制限が必要となる。
重症心不全では1日の食塩量3g以下の厳格な塩分制限が必要である。（中略）軽症心不全では厳格なナトリウム制限は不要であり、1日およそ7g以下程度の減塩食とする。高齢者においては過度のナトリウム制限が食欲を低下させ栄養不良となるため、味付けには適宜調節が必要である。

Our Discussion

　ガイドラインをざっと眺めると、急性・慢性心不全で同じように読めてしまうのですが、よく読むと微妙に異なっています。塩分制限は、心不全の程度によって異なる推奨が出されているのだろうと理解できます。しかし、水分制限は急性心不全では水分制限が標準、慢性心不全では特殊な場合を除き水分制限不要となっています。これをどのように理解すればよいでしょう。

急性心不全と慢性心不全では、水分制限の推奨が異なる

　そこで、そもそも文献上、どの程度の情報があるのかについて見てみます。PubMedで"water restriction heart failure"と入れると99件がヒットしますが、内容まで一致するものはさらに限られます。"salt restriction heart failure"と入れると149件がヒットしますが、これもそれほど多くないことに気づくでしょう。当然のことと思われていましたが、医学的な根拠は乏しかったのだと唖然としました。そして、最近になってようやく水分・塩分制限に関するエビデンスが報告されつつあります。

心不全に関する水分・塩分制限のエビデンスは少ない

　まずは、急性心不全から。平均年齢60歳、左室駆出率（LVEF）45％以下の急性心不全患者75例を対象に、入院後7日まで水分0.8L/日、塩分0.8g/日という厳格な水分・塩分制限を施した群（IG：intervention group）とそれを行わなかった群（CG：control group、自由な飲水と塩分制限3～5g/日）に無作為に割り付け、3日後の体重減少と全身状況、ならびに口渇、退院後の再入院率が調査されています[3]。その結果、両群間で、体重減少・心不全の程度に差はなく、IG群では口渇感が強かったという結果でした。退院後の再入院率にも差がなかったようです。IG群は極端な水分・塩分制限を施していますが、このような極端な制限の意味はないということになりますね。CG群では飲水自由とされていたにもかかわらずそのことによる悪い作用は認められなかった…つまり、昔から伝えられている「体液量は自由水ではなく、塩分によって規定される」という知識は生きているようです。塩分についてはどうなのか、という点は、この研究からは判然としません。IG群の極端な塩分制限（0.8g/日）の意義は見いだせないということから、CG群の3～5g/日で妥当と言えるのかもしれません。

急性心不全で水制限を加える根拠は乏しい

次に、慢性心不全です。NYHA心機能分類Ⅱ～Ⅳ度の慢性心不全患者を対象としています。LVEF 40％未満もしくは40％以上で心不全入院歴を持つ患者を対象とし、さらにNYHA Ⅱ度ではフロセミド80mg/日以上、NYHA Ⅲ、Ⅳ度では40mg/日以上の服用を行っていることを組み入れ基準として、①各患者個別に介入し、水分1.5L/日、塩分5g/日に厳格に制限した群（49例）と②その対照群（48例）に割り付けて比較検討されています[4]。対照群では、心不全外来で看護師から塩分・水分を摂り過ぎないようにという指導のみがなされています。主要評価項目は、12週間後のNYHA心機能分類、入院、体重、末梢浮腫、QOL、口渇で構成する複合エンドポイントでした。この複合エンドポイントはやや複雑な気もしますが、結果として各患者個別介入群で、対照群より複合エンドポイントの改善が見られたとのことです。エンドポイントでの改善率を示しておきます。

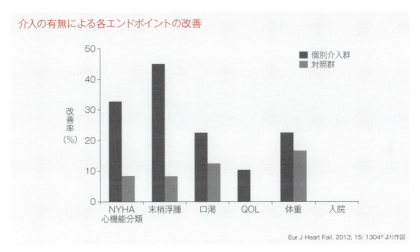

介入の有無による各エンドポイントの改善

Eur J Heart Fail. 2013; 15: 1304[4]より作図

さて、これら2つの試験、どのように理解しましょう。急性・慢性という病態は異なりますし、水分・塩分の制限量にもずいぶんと差があります。前者では、自由飲水・塩分3～5g/日（この試験では緩いとされた群）で十分とされ、後者では飲水1.5L/日、塩分5g/日（同、厳格とされた群）が有効とされています。こうして見ると、各試験でそれぞれ「緩い」「厳格」と分類されたとしても、実際の治療の内容にはそれほど大きな違いはないように見えないでしょうか…。臨床試験のポジティブ、ネガティブという表面的な結果に振り回され

てはいけません。結局のところは、両者はともに厳格な水分制限は不要、塩分制限はそれなりに重要と言っているように思えます。

塩分制限にはそれなりの根拠はあるが、厳格な水分制限に根拠はない

基本的に、自由水はナトリウムの動きに従って移動すると言われています。ナトリウムがあれば、それを希釈するために自由水が貯留されます。うっ血性心不全は、ナトリウム貯留のため自由水が貯留した状態と理解すると、体内のナトリウム貯留を是正すれば自由水はそれに従って移動し、排泄される…つまり塩分制限は重要だが、水分制限はそれほど重要ではないと理解できるでしょう。

古典的な心不全理解は今も生きている。ただし…

しかし、心不全が悪化すると、それに伴って異なるメカニズムが働くようです。先の説明では、心不全で低ナトリウム血症は生じ得ないはずです（自由水が自ら積極的に塩分を希釈する理由がないからです）。これまで、心不全で低ナトリウム血症が生じるのはナトリウム排泄性利尿薬の使い過ぎが原因ではないかと思っていましたが、実はこれだけでは説明できません。この病態では、もう1つの別のメカニズム、アルギニンバソプレッシン（AVP）の分泌増加が作動しており、その結果、抗利尿ホルモン不適合分泌症候群（SIADH：syndrome of inappropriate secretion of antidiuretic hormone）に似た状況が生まれ、腎臓で積極的に自由水が再吸収されているようです。

心不全患者の低ナトリウム血症発生のメカニズム

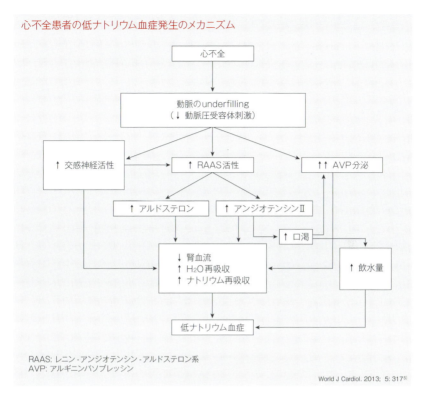

RAAS: レニン‐アンジオテンシン‐アルドステロン系
AVP: アルギニンバソプレッシン

World J Cardiol. 2013; 5: 317[5]

　この図を見ながら、心不全の悪循環サイクルを断ち切ろうと考えてみましょう。うっ血性心不全という診断から、積極的に薬物でレニン‐アンジオテンシン‐アルドステロン系（RAAS）活性はブロックしているはずです（図中央）。さらに、塩分制限もかけて体内貯留塩分が増加しないようにしています。β遮断薬も投与して、交感神経活性もブロックしています（図左）。そうすると、図の中では、動脈灌流圧低下によって生じるAVP分泌だけが残存した状態となってしまうことがわかるでしょう。この「心不全では、動脈灌流圧低下によるAVP分泌が促進され、腎集合管での自由水を積極的に再吸収する」というメカニズムが生じ、古来からある「塩分が自由水を規定する」という法則だけでは説明できない病態となるわけです。

RAAS抑制、受容体抑制を十分に行うと、AVP分泌ルートだけが生き残る

通常、AVP分泌は血清浸透圧で規定されており（この調節が破綻した病態がSIADHです）、低ナトリウム血症による血清浸透圧低下はその分泌を抑制し、腎集合管での自由水再吸収が減少する結果、低ナトリウム血症は自然に是正されます。しかし、重篤な心不全では、動脈灌流圧低下というAVP刺激が通常のAVP制御機構に打ち勝って、AVPが分泌され続けるのです。結果的にSIADHとよく似た病態となり、このときはじめて水分制限が必要になるのだと思います。現在では、AVP受容体拮抗薬であるトルバプタンがこのような病態に対するツールとして存在するので、水分制限の意義は将来的に小さくなるかもしれません。

心不全に低ナトリウム血症を伴ったとき、AVPの過剰分泌が生じている

　人間にとって、塩分制限・水分制限はつらいものです。自分に毎日この制限が課せられたときのつらさを想像しましょう。塩分制限は遵守してもらう分、水分制限ぐらいはできれば解除してあげたいと個人的には思います。

心不全患者の塩分制限は・・・

- 基本的に水分制限は不要
- 塩分制限は心不全の程度に合わせて…特に慢性期には継続できる塩分制限に
- ただし、低ナトリウム血症を見たときには別のメカニズムが働いていると心得る

● 心不全のトピックス

貧血を治せば心不全はよくなるのだろうか？

「ある弁膜症手術後の患者が、消化管出血と同時に生じた心不全で入院してきました。入院時、すでに消化管出血は止血できている状態でした。しかし、まだ貧血が著明なため、輸血を行ったところたちまち利尿がつき、利尿薬・強心薬などを一切用いることなくうっ血はなくなり、無事退院しました」

見事に輸血が心不全の原因治療となったケースです。このような経験をすると、慢性心不全患者でよく見られる貧血を是正すれば、心不全コントロールがたやすくなるのではないかと想像します。実際、本邦で行われたJCARE-CARD研究の解析では、心不全患者の約57％に貧血を認め、総死亡、心臓死、心不全の悪化による再入院の独立した危険因子となっていることが報告されています。もちろん、ここでは因果の逆転（病態が重篤な結果、貧血となる）が生じている可能性も否定できず、貧血治療が必ず心不全コントロールを良くするわけではないかもしれませんが、貧血を正常化することに越したことはないだろう…と思うわけです。

Guidelines

慢性心不全治療ガイドライン(2010年改訂版)[2]

Class Ⅱb
- エリスロポエチン(エビデンスレベルB)

急性心不全治療ガイドライン(2011年改訂版)[1]

Class Ⅱb
- 慢性期に鉄剤、エリスロポエチン、ダルベポエチンによる貧血是正を行う(レベルB)
- 明らかに過度の貧血が心不全を悪化させており、かつ早急に病態の改善を要し、輸血でのみ改善が期待される場合に輸血を行う(レベルC)

Our Discussion

　ところが…どうもガイドラインは貧血の治療を積極的に支持していないようです。なぜでしょうか。まず、観察研究での貧血の意義を再確認しておきます。JCARE-CARDの成績です[6]。
　やはり、貧血が進めば進むほど予後が悪化することは一目瞭然です。しかし、これは予後が悪い患者で貧血が進みやすいのか、はたまた貧血が予後を悪くしているのかという、因果関係に関する疑問には答えてくれません。

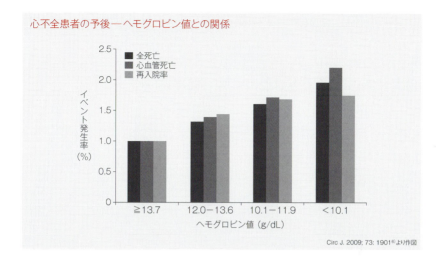

心不全患者の予後―ヘモグロビン値との関係

Circ J. 2009; 73: 1901[6]より作図

なぜ、ガイドラインは貧血是正を積極的に支持していないのだろう

　そこで、無作為化比較試験を見てみましょう。まず、鉄剤静注の効果です。FAIR-HF試験では、NYHA Ⅱ～Ⅲ度、LVEF 40～45％以下、フェリチン値100μg/L以下で、ヘモグロビン（Hb）が9.5～13.5g/dLの鉄欠乏性貧血患者を対象としています。JCARE-CARDの成績で、貧血のない患者に比べて予後が悪いと想定される患者層です（ただし、Hb 13.5g/dLまで含むのは行き過ぎの感もあります）。およそ鉄 200mgに相当する鉄剤静注を、当初の補正期に1週に1回、維持期に4週に1回受けた群304例（鉄剤投与群）と、プラセボ投与を受けた155例（プラセボ群）に無作為化されました。主要エンドポイントは24週間後の自己評価による総合評価（PGAスコア：physician's global assessment）とNYHA心機能分類における重症度でした。その結果、24週間後のPGAスコア、NYHA分類は、鉄剤静注群でプラセボ群に比べ有意に改善していたということです。ただし、不思議なことに、①鉄剤投与群では貧血改善の有無によらず、主要エンドポイント（自己評価とNYHA分類）の改善が見られ、②再入院率や死亡には有意差がなかったようです。自覚症状の改善が貧血改善と直接的な関係はなく、また鉄剤投与はいわゆるハードエンドポイントに影響を与えないとすると、本研究のポジティブ感がかなり薄れてしまい

ますね。結果に inconsistency（一貫した説明が不可能）が見られるからです。さあ、どのように理解しましょうか。

鉄剤投与は、自覚症状は改善するかもしれないが…

次に、エリスロポエチン関連の無作為化比較試験です。まず2008年に報告されたメタ分析の結果を示しましょう[7]。いずれも症例数の少ない報告の寄せ集めという限界がありますが、一応の傾向が見てとれます。

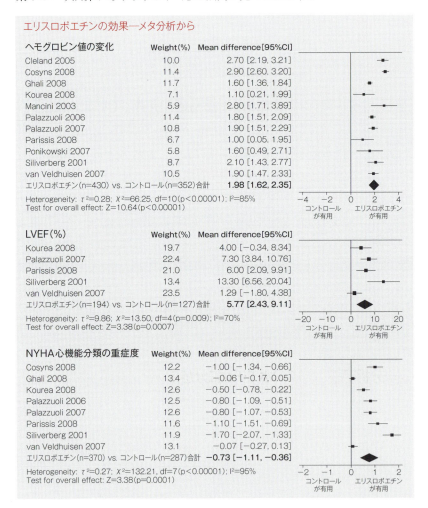

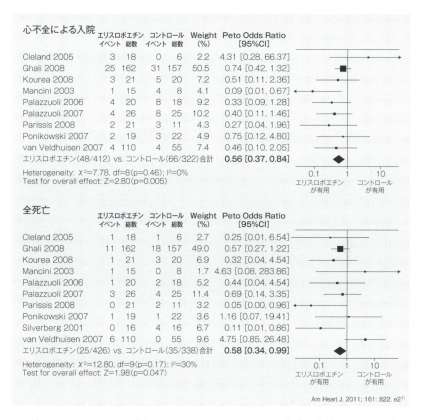

平均でHbが2g/dL上昇し、それによってLVEFが有意に増加、NYHA分類で見る心不全の程度も有意に改善しています。心不全再入院率、全死亡率は、それぞれの研究でイベント数が少なく、ここから結論を得ることはできないのですが、すべてを合算するとエリスロポエチン投与が若干好ましいという結果です。

メタ分析では、エリスロポエチンに分がありそう

そしてこの課題について、その後2,000例を超える、極めて症例数の多い無作為化比較試験が報告されています[8]。この試験では、収縮不全を伴い、Hbが9.0～12.0g/dLの貧血を伴う心不全患者2,278例を対象に、ダルベポエチン(商品名:ネスプ®)を投与してHb 13.0g/dLを目指す群と、プラセボ群に無作

為割付けされました。主要エンドポイントは、全死亡と心不全悪化による再入院です。その結果、意外なことに、両群間で主要エンドポイント発生率に有意な差を見なかったのです。一方で、血栓塞栓症イベントの発生が、ダルベポエチン群で有意に高かったという安全性への懸念まで示されました。先ほどのメタ分析とは全く異なる結果です。

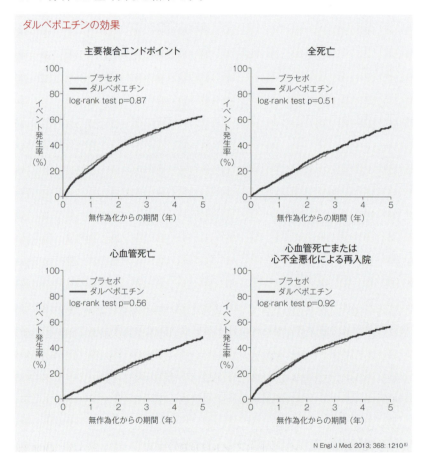

そこで、さらに少し詳しく見てみましょう。まずは両群のHbの推移です。

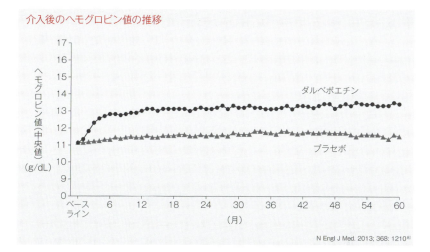

介入後のヘモグロビン値の推移

これを見て何か感じませんか？ 治療前のHbが平均11g/dLを超えているではないですか！ プラセボ群でも、試験期間中このHb値以上のHb値がキープできています。自分たちの診療では、このレベルのHb値があれば、あえて貧血の治療という介入を行おうと思わないのですが、どうでしょう。ちなみにもっとHb値の低い群ではどうなったのかというサブグループ分析を見たかったのですが、探すことができませんでした。

<u>Hb 11g/dLという心不全患者の軽度貧血を、積極的に是正したいだろうか</u>

この研究では、イベント発生率について詳細に書かれています。しかし、(登録患者数が多いとどうしてもそうなりがちですが) いわゆる心不全の程度を表現するfunctional capacityについては一切触れられていません。心不全患者では、もちろんハードエンドポイントは重要ですが、だからといってQOLは無視してよいということにもなりません。この試験でQOLに、貧血治療は影響したのでしょうか…。そして、先ほどのメタ分析をもう一度よく眺めると、エリスロポエチンは、イベント発生率よりfunctional capacityをより顕著に改善しているように見えます。つまり、そもそも貧血治療は、ハードエンドポイント (イベント発生) には比較的鈍感で、ソフトエンドポイント (QOL) には敏

感だと言えそうです。にもかかわらず、それほど貧血が顕著でない患者群までも対象として組み込み、ハードエンドポイントだけを調査した研究なのだな〜と感じます。

貧血治療の効果を、イベント発生率だけで片づけてよいのだろうか

　もちろん、経口強心薬の苦い歴史を持つ心不全治療領域では、QOLが良くなればよい、という発想は十分でないと心得ています。しかし、貧血の顕著な患者で、症状（息切れ…これは心不全が原因なのか、貧血が原因なのかわかりません）もあれば、とりあえず貧血の積極的治療をして症状を緩和してあげようと考えることには間違いがないと思うのです。具体的な閾値となるHb値の数字はもちろん挙げられません。また、心不全患者では少なからずhemodilution（血液希釈）のメカニズムが効いているはずですから、薄まったための見かけ上のHb低値を、貧血として誤解してしまう可能性もあるでしょう。だからこそ内科医としての経験ならではで、この「心不全における貧血」を評価してよい気がします。Hbは低すぎず高すぎずが適切…これは何だか、心房細動における至適心拍数の話に似ている気もします。

「経験」、これがあるからこそエビデンスは生きてくる

　最後に、心不全における貧血の機序について、あまりにも複雑怪奇で理解不能であることも指摘しておきたいと思います。図で示しますが、何のことやら…です。さらに、心不全で用いるACE阻害薬、ARB、あるいは一部のβ遮断薬にも赤血球系の造血作用を抑制するという話があるくらいですから、もう何をして貧血を治療すべきなのか、治療に使うべきツールも闇の中です。しかし、この状況は次のことを教えてくれます。ある1つの貧血治療を行って、Hb値上昇という予想される反応が見られない場合には、その貧血治療は間違っているので、固執せず他の方法に切り替えたほうがよい、ということです。

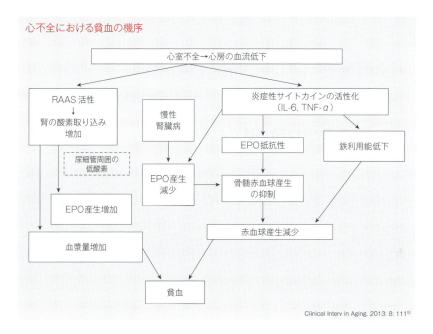

貧血を治せば心不全はよくなるのだろうか？

心不全

心不全患者の貧血は・・・

- 何のための貧血治療（イベント？ QOL？）か、よく考えよう

- 貧血是正の方法が正しいか、その反応に注意しよう

- 「息切れ」を生じさせるような貧血を治療しないでどうするのか

● 心不全のトピックス

心不全では、全例に睡眠呼吸障害のチェックを行うべきか？

2000年代になるまで、心不全と睡眠時無呼吸症候群がこれほど密接にディスカッションされることはなかったように思います。そのころ、睡眠時無呼吸症候群自体は1つの重要な疾病として理解されつつあったことは確かです。社会問題にもなりました。そして今では循環器内科の領域で、心不全と合わせた1つのセットの病態（睡眠呼吸障害と名称を変え）として発展しているようです。しかし、臨床現場では、頭の中では理解しているものの、どうにも心臓自体、あるいは血行動態に注意が向いてしまい、睡眠呼吸障害の有無にまで注意を払う余裕がない、あるいはその課題への医療介入がどれほど具体的に心不全の病態を改善するのか自信がない…そのために、睡眠呼吸障害のチェックが漏れてしまうことがあるように感じます。

Guidelines

慢性心不全治療ガイドライン（2010年改訂版）[2]

Class I
- 心不全入院患者に対する簡易計による睡眠呼吸障害（SDB）のスクリーニング（エビデンスレベルC）
- スクリーニング検査でSDBが疑われた場合のPSGによる確定診断（レベルA）

Class II a
- 心不全外来患者に対する簡易計によるSDBのスクリーニング（レベルC）

PSG: ポリソムノグラフィー

Our Discussion

　上掲のガイドラインのほかに「循環器領域における睡眠呼吸障害の診断・治療に関するガイドライン（日本循環器学会 2010年）」では、若干ニュアンスが異なる記述になっていますが、いずれのガイドラインも、心不全例における睡眠呼吸障害のスクリーニング検査をClass Iとして勧めています。そう、この睡眠呼吸障害のチェックを漏らしてしまうことは、今や言い訳が許されない時代になっているのです。そこで、そもそも心不全で睡眠呼吸障害がどの程度存在するのかから、あらためて見ておきたいと思います。

心不全患者では、睡眠呼吸障害のチェックはClass I（入院）〜II a（外来）

　ここでサッとその頻度を示したいのですが、その前に睡眠呼吸障害の定義

から入る必要がありそうです。心不全に合併する睡眠呼吸障害は、上気道の閉塞を主とする閉塞性睡眠時無呼吸（OSA：obstructive sleep apnea）、漸増漸減型の周期性呼吸（Cheyne-Stokes呼吸）を主とする中枢性睡眠時無呼吸（CSR-CSA：Cheyne-Stokes respiration-central sleep apnea）に大別されます。後者は、心不全の重症化に伴う結果とも言えます。

睡眠呼吸障害は、OSAとCSR-CSAに分かれる。後者は心不全の結果

さて、apneaは換気気流が10秒以上完全に停止するもの、hypopneaは換気気流が30％以上低下した状態が持続し、3～4％以上の酸素飽和度低下が伴うものと定義されています。次に、診断基準です。睡眠呼吸障害の診断は、正式には終夜睡眠ポリソムノグラフィー（PSG）を用いて、apnea-hypopea index（AHI：無呼吸／低呼吸指数）1時間当たりのapnea-hypopea回数を計算し、以下のように層別化します。

　　AHI＜5：睡眠呼吸障害なし
　　AHI 5～15：軽度呼吸障害
　　AHI 15～30：中等度呼吸障害
　　AHI≧30：重度呼吸障害

その上で、呼吸障害のパターンをみて、OSA、CSR-CSAに分類することとなっています。しかし、実際の臨床現場では、どちらか1つの機序のみが生じているとは限らず、むしろ混合している場合が多いとされ、その場合はどちらが主体かで分類します。

さて、そもそも心臓血管研究所で用いている方法は、監視下での完全なPSGではなく、あくまでも呼吸運動と気流、心電図、SpO_2を連続的に測定する簡易型であり、正確な睡眠時間が把握できていません。従って、この簡易計は、睡眠呼吸障害の診断目的ではなく、スクリーニング目的で勧められていることにまず留意が必要でしょう。ガイドラインは、簡易計で睡眠呼吸障害が疑われた場合には、PSGによる診断を求めているので、結果的に呼吸器科、睡眠科など

他科との連携が必要になるわけです。そう、診断に至るまでが、循環器内科医にとって、ずいぶん長いプロセスです。単科病院である心臓血管研究所では少し荷が重いと感じます。だから、そのチェックを思わず忘れてしまう、という理由がこの煩雑な診断法にあるのかもしれない…これは言い訳です。

人はいつでも言い訳する。それを見つけるのは意外に簡単だから

　その上で心不全患者における睡眠呼吸障害の頻度を見てみましょう。この報告は、LVEF 35％以下の収縮不全例で調査された睡眠呼吸障害の頻度を、AHIを10もしくは15をカットオフ値として示したものです。

心不全患者における睡眠呼吸障害の頻度

著者	症例数	平均LVEF (%)	AHI（患者割合：%）		睡眠時無呼吸	
			≧10	≧15	閉塞性	中枢性
Gabor, et al. (2005)	28	20	57	—	14	43
Ferrier, et al. (2005)	53	34	68	—	53	15
Sin, et al. (1999)	450	27	71	—	38	33
Schulz, et al. (2007)	203	28	71	—	43	28
Javaheri, et al. (1998)	81	25	—	51	11	40
Oldenburg, et al. (2007)	700	28	—	52	19	33
Vazir, et al. (2007)	55	31	—	53	15	38
Sin, et al. (1999)	450	27	—	61	32	29
Lanfranchi, et al. (2003)	47	27	—	66	11	55
Tkacova, et al. (1998)	36	25	—	72	22	50

Arch Cardiovasc Dis. 2009; 102: 651[10]

　大まかに、心不全患者ではその半数以上の例で睡眠呼吸障害が認められており、睡眠呼吸障害は、高頻度に起きる心不全の合併症であることがわかるでしょう。OSAとCSR-CSAの内訳を見ると、報告によって若干異なりますが、CSR-CSAのほうが多いように見受けられます。収縮能の保持された心不全では報告は多くはありませんが、睡眠呼吸障害の頻度やその内訳は同様のようです。

心不全患者では、およそその半数で睡眠呼吸障害が合併している

　睡眠呼吸障害のスクリーニングは、その合併頻度から見て、効率的なものであることは確かでしょう。何しろ、約半分の患者で検出できる可能性があるの

ですから。しかし、必ずしも「頻度が多い合併症なので、スクリーニングをすべきだ」ということにはなりません。「睡眠呼吸障害の存在を知れば、患者の予後向上につながる」のであれば、はじめてそのスクリーニングの必要性が担保されます。

スクリーニングには、その目的がなければならない

そして、ここで気になること、それはOSAは心不全の原因の1つとなるのですが、CSR-CSAは心不全の結果の1つであるとされていることです。「心不全の結果の1つを、心不全でスクリーニングしてどうする？」と言われそうです。つまり、睡眠呼吸障害とひと口で言っても、心不全との関係で言えば、心不全の原因と結果が両者ミックスされているので、ひとまとめにディスカッションしてどうするの…という懸念が残ります。しかし、この懸念、今のところそれほど慎重に扱わなくてもいいのでは？という潮流のようです。さまざまな複雑な機序（下図）が提起されていますが、いずれのタイプの睡眠呼吸障害で

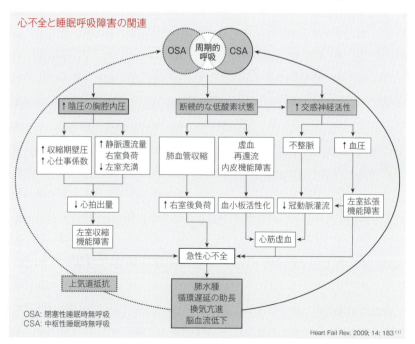

心不全と睡眠呼吸障害の関連

OSA: 閉塞性睡眠時無呼吸
CSA: 中枢性睡眠時無呼吸

Heart Fail Rev. 2009; 14: 183 [1]

あっても、それが心不全の原因であれ結果であれ、一度生じてしまえば心不全の悪化促進因子であると考えるのは合理的です。

睡眠呼吸障害…それが原因であれ、結果であれ、心不全の悪化因子であることは間違いがない

では、実際の臨床例で、このような考え方を支持する結果は得られているのでしょうか。収縮不全例では、OSA、CSR-CSAともに生命予後との関連が報告されています。

収縮不全と睡眠呼吸障害合併患者の予後

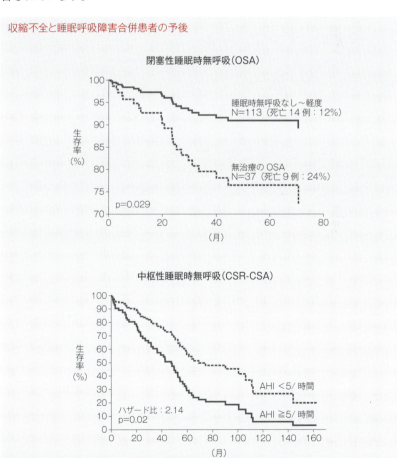

J Am Coll Cardiol. 2007; 49: 1625[12]

いずれの報告（上段：OSA、下段：CSR-CSA）でも、睡眠呼吸障害は、患者背景因子で補正した上で生命予後の独立した危険因子であったということです。ここで、睡眠呼吸障害のスクリーニングは、患者の予後推定の上で重要な検査であることは間違いありません。

<u>心不全患者の睡眠呼吸障害のスクリーニングには、患者の予後判定という価値がある</u>

　では、最後に、睡眠呼吸障害に介入すれば患者の予後は良くなるのでしょうか。OSAを合併する心不全に関しては、OSA自体が1つの重要な個別疾患であり、その治療としてCPAP（continuous positive airway pressure）が有効であることは周知の事実です。では、実際に心不全例でのエビデンスがあるかと調べてみると、そう確固としたものは見つかりません。

OSA合併心不全に対するCPAPのエビデンス

著者 （報告年）	症例数		平均/最大 追跡期間 （年）	ベースラインの患者背景						アウトカム
				年齢 （歳）	BMI （kg/m²）	男性 （%）	AHI	LVEF （%）	ICM （%）	
Wang, et al. (2007)	無治療群	37	2.9/7.3	58.5	30.1	87	32.8	25.9	41	治療群で死亡率減少 傾向(p=0.07)
	治療群	14		53.2	32.3	100	38.8	23.9	36	
Kasai, et al. (2008)	無治療群	65	2.1/4.8	59.8	24.9	83	38.1	35.0	30	治療群で死亡および 入院率が低下(p=0.03)
	治療群	23		59.6	27.5	95	45.1	36.2	22	

J Am Coll Cardiol. 2011; 57: 119[13]

　いずれも小規模な観察研究であり、頭の中ではOSA治療の有効性を理解しやすいのですが、まだまだエビデンス不足です。そして、これらの研究ではCPAPに忍容性があることが大前提となっています。CPAPが誰にでも忍容性があるわけでないことを知っている臨床医は、少なくとも実際の現場ではドロップアウトが生じて、これらの報告ほどうまくいかないと思うことでしょう。

<u>OSAを合併する心不全にはCPAPを。ただし、ドロップアウトはそれなりにあるだろう</u>

では、CSR-CSAを合併した例ではどうなのでしょう。OSAにCPAPが有効であるという前提を置けば、CANPAPという無作為化比較試験が参考になります。この臨床試験では、LVEF 40％以下でAHI 15以上の患者258例が無作為化され、CPAPを導入する群と導入しない群に振り分けられました。その結果は…CPAP導入群では、AHI、酸素飽和度、あるいはLVEFの改善が見られたのですが、心移植の施行率については有意な差が認められなかったということです。

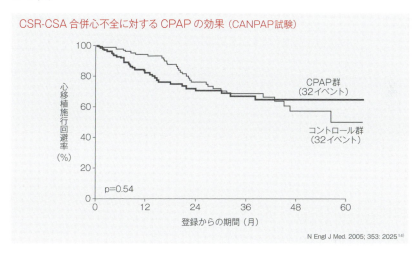

CSR-CSA合併心不全に対するCPAPの効果（CANPAP試験）

N Engl J Med. 2005; 353: 2025[14]

そればかりでなく、心不全再入院率、患者QOLにも両群間で有意な差はありませんでした。CPAP群はここでもアドヒアランスが重要ですが、ドロップアウト例を除いたとしても両群間に有意な差はなかったということです。OSAにCPAPが有効であること、さらにこの試験ではCSR-CSA型の睡眠呼吸障害が約90％を占めていたことを考えると、CSR-CSAにCPAPが有効であるというエビデンスを確立できなかった、と解釈するのが妥当だと思います。そして同時に、このことは、睡眠呼吸障害のスクリーニングを行うだけでなく、さらにそのタイプを判定する、つまりCPAPが有効であるOSAを検出することが治療という観点から極めて重要であることを意味しています。

では、CPAPと異なるデバイスとして二相式気道陽圧呼吸療法（ASV：adaptive servo-ventilation:）に関してはどうなのでしょう。残念ながら大規模

な無作為化比較試験はまだなく、現在進行中です。小規模な臨床研究で、さまざまなサロゲートマーカーが改善し得るということが示されているのですが、CANPAP試験でもサロゲートマーカーの改善が示されていながら、予後改善効果は示さなかったということを知っているので、まだまだこれからディスカッションが必要ですね。

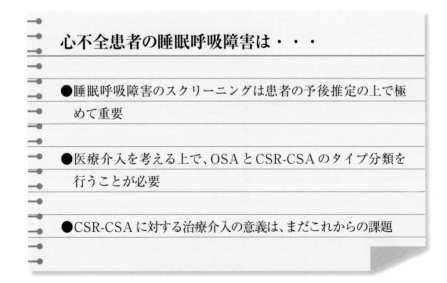

心不全患者の睡眠呼吸障害は・・・

- ●睡眠呼吸障害のスクリーニングは患者の予後推定の上で極めて重要

- ●医療介入を考える上で、OSAとCSR-CSAのタイプ分類を行うことが必要

- ●CSR-CSAに対する治療介入の意義は、まだこれからの課題

● 心不全のトピックス

栄養状態の悪い心不全患者をどうする？

「悪液質」という言葉があります。がん患者で見られるものが圧倒的に有名で、「がん悪液質」とも呼ばれています。循環器領域でも、心不全末期には体がやせ衰え、いかにもがん患者のように見えることから「心臓悪液質」という言葉も用いられるようになりました。臨床現場で、このやせ衰えた心不全患者（心臓悪液質）を見ると、いかにも予後が悪そうだと感じます。しかし、ただそれを感じるだけでよいのでしょうか。確かに心臓悪液質の改善をみることは珍しく、個人的に覚えているのは、心不全の原因に対する抜本的外科手術など何らかのチャレンジをして成功した場合くらいで、どうしても内科的には無力感が漂ってしまいます。しかし、難しいながらも、がん領域ではこの悪液質を是正し、がん患者のQOLを高めようとする動きも広がっているようです。心不全末期で見られる、この悪い栄養状態に医療介入をしなくてよいのでしょうか。

Guidelines

急性心不全治療ガイドライン（2011年改訂版）[1]

減量を意図していないにもかかわらず、6か月間で6%以上体重が減少する患者では心臓悪液質（cardiac cachexia）を疑い、積極的な栄養補給を行う（本文中の記載、リコメンデーションなし）。

慢性心不全治療ガイドライン[2]

栄養に関する特別の記述なし。

Our Discussion

　ガイドラインにはこれと言える記載は見当たらないようです。そこで、まず「悪液質」の定義から始めましょう。悪液質cachexiaという用語は、ギリシャ語の「悪い：kakos」と「状態：hexis」を語源として持つようです。がん領域では、EPCRC（European Palliative Care Research Collaborative、ヨーロッパ緩和ケア協会）のガイドラインで次のように定義されています。

　「がん悪液質とは、栄養療法で改善することが困難な著しい筋肉量の減少が見られ（脂肪量の減少の有無にかかわらず）、進行性に機能障害をもたらす複合的な栄養不良の症候群で、病態生理学的には、栄養摂取量の減少と代謝異常によってもたらされるタンパクおよびエネルギーの喪失状態である」[15]

　心臓悪液質の定義がどこかにないかと探してみましたが、メルクマニュアル18版日本語版[16]に「機能不全に陥った心臓および他の臓器は腫瘍壊死因子TNF-αを産生する。このサイトカインは異化作用を促進し、おそらく、重症の症候性心不全に伴うことがある心臓悪液質（10％以上の除脂肪組織喪失

および他の有害な変化に関与する」と記載されていましたが、この記載は急性心不全ガイドラインにおける定義と異なっています。これを知ると、「心臓悪液質」は、まだ定義をどうするかというところまで重要な医療課題として広まっていないようです。

「心臓悪液質」の定義は、まだはっきりと明示されていないもよう

　ここで混乱するのは、最近高齢者医療で用いられているサルコペニア（sarcopenia）とどのように違うのだろうという点です。やせた高齢者の心不全は、心臓悪液質なのか、加齢に伴うサルコペニアなのか…この2つの概念は明らかに異なるようです。筋肉量の減少という意味では似ていますが、体重減少、食欲不振、全身性炎症所見の有無が決め手だというのです。両者の違いが表に示されています。

サルコペニアと悪液質の違い

	サルコペニア	悪液質
体重減少	なし	あり
BMI	安定または増加	低下
脂肪量	増加	減少
筋肉量	減少	減少
筋肉の強さ/機能	減少	低下
基礎代謝率	低下	上昇
食欲不振	なし	あり
炎症誘発性サイトカイン	種々のデータ	上昇

Endocr Metab Immune Disord Drug Targets. 2013; 13: 58 [17]

　このように、「心臓悪液質」という用語の定義に微妙に残された部分をあることを理解した上で、心不全患者における心臓悪液質の頻度を見てみましょう。心不全患者で体肢筋量の低下を見た報告があります（Euro Heart J. 2013; 34: 512）[18]。この報告では、健常者の平均より2 SD以上筋肉量が低下している患者を"muscle wasting"と定義したところ、慢性心不全患者の19.5％に観察され、この特徴を持つ心不全患者では、peak VO_2の低下、LVEFの低下、6分間歩行距離の低下が見られ、同時に炎症マーカーの1つであるIL-6の血清値が有意に高値であったということです。まさしく「心臓悪液質」の定義にほぼ合致

するので、慢性心不全患者の約20%が心臓悪液質であり得るということなのだと思います。

一般的な意味で慢性心不全と診断される患者の約10～20%は心臓悪液質に該当するのだろう

次に、この心臓悪液質と心不全患者の予後を見てみたいと思います。LVEF 40%未満の重症心不全患者249例の報告ですが、この報告ではbody mass index（以下BMI）21 kg/m² 未満もしくは1年間で6%を超える体重減少のあった患者を、cardiac cachexiaと定義したところ、10.6%の患者が相当したそうです。それらの患者の予後を示しましょう。

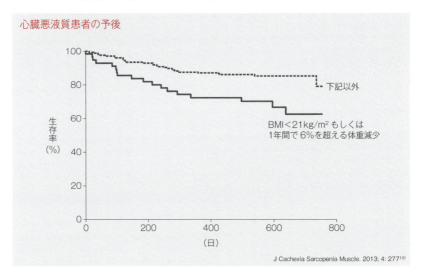

心臓悪液質患者の予後

J Cachexia Sarcopenia Muscle. 2013; 4: 277[19]

当然とも言えるが…心臓悪液質患者の予後は極めて不良

予想どおりの結果ですが、この研究ではcachexiaの定義に、BMIという誰もが使いやすい簡便な指標が用いられていることが注目されます。そして、このBMIで患者を5群に分類したときの生命予後曲線が次ページの図のようになります。

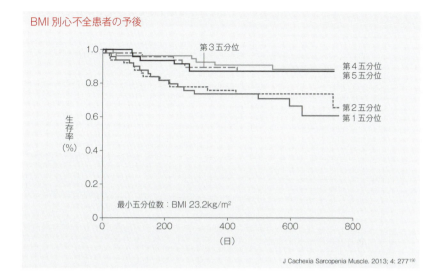

BMI別心不全患者の予後

J Cachexia Sarcopenia Muscle. 2013; 4: 277[19]

心不全患者の予後はBMIと関連している。
心臓悪液質なのか、肥満パラドックスなのかわからないけれども…

　心臓悪液質の定義は難しいのですが、臨床医としてはとりあえず簡便なBMIで心臓悪液質のサロゲートとできることがわかります。このとき、本研究ではBMI 23.2kg/m² 未満が最も下位の分類なのですが、欧米の成績なので、この数字を日本人には適応できないでしょう。日本人の大規模なデータを見てみたいところです。

　ここまで論じた上で、やはり感じるのは心臓悪液質を単純にBMIで表してよいのだろうか、という疑問です。学問的には妥当かもしれないのですが、違和感があるでしょう。ここで栄養状態として、その他に幾つかの指標があるということにも触れておきましょう。身長、体重だけでなく、血液検査から得られる栄養状態を加味したものです。少し循環器内科には縁遠い指標ですが…。

栄養状態を表す指標

CONUT スコア

Dysnutritional state（総スコア）	正常(0−1)	軽度(2−4)	中等度(5−8)	重度(9−12)
パラメーター アルブミン：g/dL（スコア）	≧3.5(0)	3.0−3.4(2)	2.5−2.9(4)	<2.5(6)
総リンパ球数：count/mL（スコア）	≧1600(0)	1200−1599(1)	800−1199(2)	<800(3)
総コレステロール：mg/dL（スコア）	≧180(0)	140−179(1)	100−139(2)	<2.5(3)

PNI スコア：PNI=10×血清アルブミン(g/dL)＋0.005×総リンパ球(mm^3)

Dysnutritional state（スコア）	正常(>38)	—	中等度(35−38)	重度(<35)

GNRI スコア：GNRI=14.89×血清アルブミン(g/dL)＋41.7×体重(kg/理想体重), 理想体重=22×身長(m^2)

Dysnutritional state（スコア）	正常(>98)	軽度(92−98)	中等度(82−91)	重度(<82)

CONUT: controlling nutritional status score, GNRI: geriatric nutritional risk index,
PNI: prognostic nutritional index.

J Cardiol. 2013; 62: 307 [20]

　いずれも、栄養状態を反映するように工夫された指標です（ごめんなさい、その根拠までは調べられませんでした）。そして、それぞれの指標が心不全患者においてどのような予後的意義があるかについて、本邦からの報告があります。このような指標を用いて評価した場合、心不全で入院した患者の、実に60〜69％が何らかの栄養不良状態にあると診断されています。非常に高い頻度です。ここまでくると、「心臓悪液質」を今一度きちんと定義し、同じ土俵の上で皆で論じる必要性を感じてしまいます。

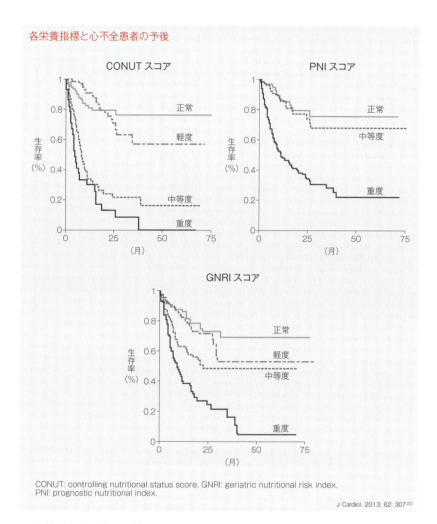

各栄養指標と心不全患者の予後

CONUT: controlling nutritional status score, GNRI: geriatric nutritional risk index,
PNI: prognostic nutritional index.

J Cardiol. 2013; 62: 307 [20]

　定義はどうであれ、見てのとおり、いずれの栄養指標でもその不良は心不全患者の予後に強く相関していることがわかります。心不全患者における栄養評価は予後推定の意味でも必要であると言えるでしょう。

心不全患者の予後推定の意味で、「心臓悪液質」の定義と評価方法の確立が望まれる

　このような心臓悪液質、あるいは心不全における低栄養状態は、ある意味で

心不全の1つの結果と言えます。実際に、ACE阻害薬を用いたSOLVD試験では、ACE阻害薬の服用が体重減少の発生頻度を抑制したとしています。同じように、心不全患者を対象としたCOPERNICS試験でのカルベジロール、あるいはCIBIS-Ⅱ試験でのビソプロロールにも、体重減少抑制効果があったとしています。これは、心不全に対する治療が、その後の心不全進行による心臓悪液質の発生を抑制したと理解することができるでしょう。

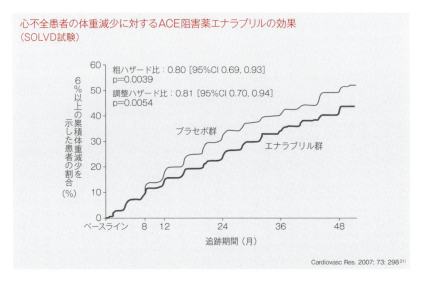

心不全患者の体重減少に対するACE阻害薬エナラプリルの効果（SOLVD試験）

Cardiovasc Res. 2007; 73: 298[21]

心不全に対する薬物治療が、心臓悪液質の発生を抑制する

　では、心不全治療ではなく、直接的に栄養状態を良くするという方法はないのでしょうか。この点に関して、心不全患者を対象とする臨床研究を調査してみましたが、高タンパク食、必須アミノ酸、あるいは魚油などを用いた小さなパイロット研究はあるのですが、生命予後やQOLとの関連まで見た規模の大きい研究はありませんでした。食事に関しては、心血管病の一次予防としての報告は大規模なものが複数あるのですが、心臓悪液質の領域まで研究が届いていないようです。そもそも、心不全患者では、塩分制限、食欲低下、吸収不良などの足かせがあり、塩分以外の食事摂取の内容までコントロールすること自体がまだ難しいと判断されている可能性があるかもしれません。

エネルギー量をどうするか、タンパク摂取量をどうするか、その中身としてどの程度の必須アミノ酸を含むべきか、魚油などの脂質を増加させるべきか、栄養補助食品を用いるべきか、レジスタンストレーニングをどのように組み合わせるか、まだまだ解かなければならない謎の多い領域です。

心臓悪液質での栄養摂取は、これからの未知なる領域

栄養状態の悪い心不全患者は・・・

- ●「心臓悪液質」の定義・評価方法が定まっていない

- ●従って、その頻度も不明瞭

- ●ただし、栄養不良を併発する心不全患者の予後は極めて不良

- ●栄養補給、レジスタンストレーニング…まだまだできることがあるのではないか。エビデンスがないからこそ、できることは多いはず

● 心不全のトピックス

心不全患者に利尿薬をどう用いる？

心不全患者に対して、まず何を行うべきか。前負荷軽減？ 後負荷軽減？ 心拍出量増加？ 学問的にはさまざまなディスカッションはありますが、臨床的にはやはり利尿薬は使わざるを得ない場面が多いと思います。もちろん、つぶさに患者を観察して、利尿薬は全く使わず、塩分制限と負荷軽減だけでうっ血をなくしてしまう…central volume shiftだけを上手に治してしまうという素晴らしい治療ができれば最善です。それに比較して、利尿薬は、直接的に心臓の負荷を下げず（もしかすると直接的には増やす場合もあるのですが）、動脈から尿という形で液体を抜くことによって間接的に前負荷を減少させるという、どちらかといえば泥臭いやり方です。そして、生命予後改善効果も示されていない…それでも、やはり現場では最も頼りがいのあるヤツです。それはさておき、この頼りがいのあるヤツ、幾つも種類があるのですが、どのような使用法が適切なのでしょう。

Guidelines

急性心不全治療ガイドライン(2011年改訂版)[1]

Class Ⅰ
- 急性心不全における肺うっ血、浮腫に対するフロセミド：
  静注および経口投与（エビデンスレベルB）
- 重症慢性心不全：
  NYHA Ⅲ～Ⅳに対するスピロノラクトン経口投与（レベルB）

Class Ⅱa
- カルペリチド静脈内投与（レベルB）
- 急性心不全から慢性期管理に移行する場合のトラセミド（レベルB）
- フロセミド1回静注に抵抗性の場合の持続静脈内投与（レベルB）

Class Ⅱb
- フロセミドによる利尿効果減弱の場合の多剤併用：
  ループ系とサイアザイド、スピロノラクトン（レベルC）
- 腎機能障害合併例に対するカルペリチド静脈内投与（レベルB）

Class Ⅲ
- 腎機能障害、高K血症合併例に対する抗アルドステロン薬投与

Our Discussion

　ガイドラインでは、さまざまなクラス分類と細かな利尿薬の使用が推奨されています。このような心不全管理の必須アイテムである利尿薬の多くは、基本的に腎臓でのナトリウム再吸収を抑制することでナトリウムの体外排泄を増加させ、体内のナトリウム貯留を解除しようとするものです。さまざまな利尿薬がありますが、この薬理作用を整理しておくことから始めましょう。現場で困るのは、ガイドラインどおりに行っても心不全例に対して利尿薬が効かなくなったときです。そんなときどうするか、それを考える意味でも利尿薬の薬理作用を理解しておくことが重要だと思うからです。

　下の図は、腎臓の各部位におけるナトリウム再吸収の程度とメカニズムを示したものです。

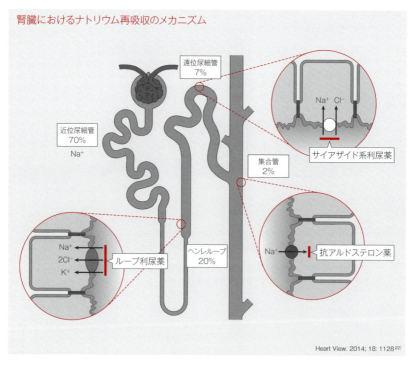

Heart View. 2014; 18: 1128[22]

　まず糸球体でナトリウムおよび水がろ過されますが、ろ過された量の大部分がまず近位尿細管でナトリウムおよびそれに伴う水として再吸収されます。

心不全との絡みでいえば、アンジオテンシンⅡは、この近位尿細管でのナトリウム再吸収を増加させることが知られています。

<u>糸球体でろ過されたナトリウム・水の大半が
近位尿細管で再吸収される。
アンジオテンシンⅡはこの再吸収を促進する</u>

　ヘンレ下行脚では水のみが再吸収され、電解質は再吸収されません。逆に、上行脚では電解質のみが再吸収され、水は再吸収されないとされています。フロセミドを代表とするループ利尿薬はこの部位におけるNa^+/K^+-2Cl共輸送を強力に阻害することによりナトリウム再吸収を抑制します。これ以降の遠位尿細管でのナトリウム再吸収は数%と少ないのですが、これを阻害するのがサイアザイド系利尿薬です。集合管でのナトリウム再吸収はさらに少なくなり、この再吸収は抗アルドステロン薬により阻害されます。いわゆる利尿薬は、このようにして糸球体でろ過された原尿のうちネフロンとして再吸収されるナトリウム再吸収機構を阻害し、結果的にナトリウム排泄を促し、それに伴って水を排泄する薬物なのです。これに加えて一方で、水はAVP依存性に集合管で再吸収されており、これを阻害するのがトルバプタンです。

<u>原尿に含まれるナトリウムが、
尿細管、ヘンレ、集合管で再吸収される。
これを各部位で阻害するのが利尿薬。
阻害する部位によって、当然その結果は異なる</u>

　心不全では、ナトリウム貯留および水貯留が生じているため、まずナトリウム排泄、そしてそれに伴う水の排泄を促して、体液貯留を正常なバランスの上に戻す必要があります。その意味で、利尿薬は必須です。しかし、ナトリウム、水貯留がなくなり正常なバランスに戻って、新しい平衡状態となれば、もはや利尿薬は不要になると…概念上は考えられます。

概念上は、利尿薬は、崩れたバランスを戻して、
新しい平衡状態を作り出すもの。
永続的に必要になる場合、それは何をしているのか…

　この疑問はさておき、ここでループ利尿薬によるナトリウム排泄に注目しておきましょう。「心不全だからラシックス」では、あまりに事を単純化し過ぎているからです。

「心不全だからラシックス」は、いつも効くと思ったら大間違い

　心不全ではRAASの活性化により近位尿細管、そして集合管でのナトリウム再吸収が亢進していますので、RAAS阻害薬を用いて十分にこの再吸収を抑制しておくことがまず必要です。その上で、ヘンレ上行脚でのナトリウム再吸収を抑制することが、フロセミドを中心とするループ利尿薬の役割です。一般的には、このヘンレ上行脚を逃してしまうと、それ以降のナトリウムの再吸収量は相対的に少なく、そこで阻害を行ってもナトリウム排泄はそれほど増加しないはずだからです。

ナトリウム再吸収を抑制したいのであれば、
ヘンレ上行脚までで勝負するのが効率的

　では、ループ利尿薬が心不全に抵抗性となってしまうとき（これは日常臨床でよく生じます）、何が生じているのでしょう。幾つかの可能性を列挙できます。
(1) 利尿薬の吸収が十分でない（経口薬）
(2) 利尿薬が効果を発揮した直後、薬物がすべて排泄されてしまい、薬物が存在しない時間帯で一過性にナトリウム再吸収が増加するので、トータルとして効果を発揮できない
(3) 利尿薬が尿中へ十分に分泌されていない（利尿薬は尿細管腔から効く）
(4) 効果発現部位でそもそも尿中のナトリウムが少ない

(5) 遠位尿細管の肥大・過形成によって遠位尿細管でのナトリウム再吸収が増加している
(6) ナトリウム貯留以上に水の貯留が優位である

ループ利尿薬に反応しない理由は、幾つも挙げられる

では、それぞれの可能性に対する対処法を考えてみましょう。

(1) 利尿薬の吸収が十分でない、あるいは (2) 利尿薬が効果を発揮した直後、薬物がすべて排泄されてしまい、薬物が存在しない時間帯で一過性にナトリウム再吸収が増加するので、トータルとして効果を発揮できない

心不全では腸管うっ血が生じるので、経口利尿薬は吸収されにくくなるのは当然で、これに対しては経口薬を静注に切り替えることで対処できるでしょう。ループ利尿薬の代表であるフロセミドは、1回のボーラス静注では24時間の持続効果は発揮できません。逆に、作用していない時間があるわけで、その間ナトリウム再吸収が亢進していれば、全体としての効果が減弱するというのは理にかなっています。また、一時的なナトリウム排泄増加は、体液量の急激な減少、RAAS活性化、交感神経活性化を引き起こしかねないので、その意味でも持続的な効果を引き出すような用い方が望まれることになります。これに関して、実際の臨床現場で、フロセミドのボーラス静注（1日2回）と持続静注の効果が比較され、両者の効果に違いはなかった[23]ということですから、フロセミドを用いる場合には12時間ごとにボーラスで用いるか、持続静注にする限り、このメカニズムを考える必要はなくなります。

(3) 利尿薬が尿中へ十分に分泌されていない

ループ利尿薬はその90％以上がタンパクに結合し、腎臓に到達後、近位尿細管でタンパクから外れて尿細管腔に分泌され、尿細管腔からその作用を発揮します。従って、投薬された薬物が尿細管腔に分泌されない限り、効果を発揮できません。血清タンパクが低下すると、薬物は血管外に漏れやすく、腎臓に到達しにくくなります。腎血流が低下しても同様のことが生じます。利尿薬は、

有機アニオンとしてトランスポーターで輸送されるため、このトランスポーターを用いるプロベネシド、βラクタム系抗生物質、NSAIDは、利尿薬の尿細管腔への輸送を阻害することで、利尿薬抵抗性を生じます。このような要素を除外するよう努めなければならないでしょう。

(4) 効果発現部位でそもそも尿中のナトリウムが少ない

糸球体でのナトリウムろ過が低下している場合、あるいは近位尿細管でのナトリウム再吸収が亢進している場合には、ヘンレ上行脚でのナトリウムは相対的に減少し、その場合、機序から考えてループ利尿薬は効果を発揮できません。この状況でループ利尿薬は、無理やりナトリウム再吸収を抑制し、おそらく腎血流をさらに低下させてナトリウムろ過量を減少させてしまうでしょう。さらにRAAS活性化による近位尿細管でのナトリウム再吸収も亢進して、ますますヘンレ上行脚でのナトリウム量が低下するはずです。このような場合は、腎血流量を増加させて糸球体でのナトリウムろ過を増加させる方法、具体的には心拍出量を増加させる手段が必要です。

(5) 遠位尿細管の肥大・過形成によって遠位尿細管でのナトリウム再吸収が増加している

ループ利尿薬を長期間使用すると、代償機転によりその作用部位の遠位である遠位尿細管の細胞肥大や過形成が引き起こされ、遠位尿細管でのナトリウム再吸収が亢進することがあるとされています。この場合は、この遠位尿細管におけるナトリウム再吸収を阻害するサイアザイド系利尿薬の併用が有効とされています。

(6) ナトリウム貯留以上に水の貯留が優位である

心不全では基本的にナトリウム貯留に従った水貯留が生じるはずですが、進行した場合にはAVP亢進による水貯留が主体となる場合も少なくありません。もちろん、この場合にもナトリウム貯留は生じているのですが、低ナトリウム血症がもたらす血清浸透圧低下が体液を間質に移動させてしまうため、そもそもの基本である腎血流量の維持が難しくなり、糸球体ナトリウムろ過量

は増大しにくくなります。このような場合、低ナトリウム血症の是正により組織間液を血管に戻して腎血流量を増加させることが必要です。そのためには、AVP受容体拮抗薬を併用することが妥当でしょう。

　そして、あらためてこのような利尿薬抵抗性の多彩な機序を知ると、漫然と利尿薬を投与することのリスクが目に浮かぶはずです。利尿薬の目的は、いったん崩れたナトリウム・水バランスを貯留分だけ排泄させて、新しいゼロバランスを作ることにあるのです。そのとき、各患者でナトリウム排泄予備能が異なることを知り、適切なナトリウム摂取量を指導して、その新しいバランスが保てるように努力することが本筋です。といっても、それが難しいことも多く、利尿薬なくしてバランスがとれないこともままあるのですが、基本的にそれは利尿薬の本来の用い方ではないと認識しておくべきでしょう。

利尿薬の使い方

- ●利尿薬は心不全の本質治療ではない

- ●崩れたナトリウム・水バランスを正常化させるためのものであり、概念的には一過性に用いるべきもの（なかなかそうはいかないが…）

- ●基本的ツールのループ利尿薬にも多数の死角あり

第2章

chapter two
不整脈のトピックス

● 不整脈のトピックス

心房細動の心拍数コントロールって何？

　心房細動における心拍数コントロール、これはジギタリスが使われ始めたころから存在する伝統ある治療法です。この薬物は、18世紀頃から「不規則な弱い脈に有効」とされ、19世紀にはすでにその脈拍減少効果が詳細に報告されています。古くから、心房細動患者の脈の速さが問題視されていたことがわかります。

　では、そもそも心房細動の心拍数が速いと何が悪いのでしょう。頻脈性心房細動という言葉は、頻脈による「心不全」をまず連想させます。心房細動では、心房収縮が欠如するだけでなく頻拍に伴う拡張期の短縮が生じ、両者が相まって心拍出量を減少させ、心不全を招くという説明は極めて論理的です。

> ### Guidelines
>
> **心房細動治療(薬物) ガイドライン(2013年改訂版)**[24]
>
> **Class Ⅱa**
>
> 緩やかな目標心拍数(安静時心拍数110拍/min未満)で開始し、自覚症状や心機能の改善がみられない場合はより厳密な目標(安静時心拍数80拍/min未満、中等度運動時心拍数110拍/min未満)とする(レベルA)

Our Discussion

　本章では、心機能が正常であることを前提にしましょう。その上で、長い間「心房細動患者の心拍数は、洞調律患者の心拍数と同じレベルに」という教えがありました。つまり「70拍/分くらいを目標に…」ということです。さらに洞調律患者では、心拍数は60拍/分くらいまで、むしろ低ければ低いほど生命予後が良いという説もあるくらいですから、それと同じように、心房細動患者ではもっと低くても…という話があっていいはずです。しかし、ガイドラインにはそのような記載はなく、110拍/分までは許容されるとしています。いったいどういうことなのでしょう。

洞調律と心房細動では、心拍数の概念が異なる

　RACE Ⅱ試験という有名な臨床試験の結果が報告されたことが、このガイドライン記載の根拠です。「緩やかな…」という見慣れないコメントになったのはごく最近のことなのです。では、まずこのRACE Ⅱ試験をあらためて見ておきましょう。

本研究では心房細動の心拍数コントロールのあり方をテーマに、心機能正常な心房細動患者を、それまでのガイドラインに基づいて厳格にコントロールする治療群（心拍数60〜80拍/分）と緩やかなコントロールを行う治療群（心拍数110拍/分以下）の2群に無作為化して振り分け、その予後を検討しました。エンドポイントは心血管死、心不全入院、脳卒中、血栓塞栓症、大出血、致死性不整脈の複合エンドポイントでした。結果は予想に反して、両群間に有意な差は見られなかったどころか、どちらかと言えば厳格治療群で不利に見える結果でした。

　実際に中味をもう少し詳しく見てみましょう。厳格治療を遵守できた群、厳格治療に割り当てられながら遵守できなかった群、緩やかな治療群（緩徐治療群）に分けた解析です。このような解析をしても、結果は全く変わりませんでした。また、理由は不明ながら、脳卒中は厳格治療群で有意に高い発生率を示していました。この報告に基づくと、緩やかな治療を勧めるガイドラインどおりに行うことに、極めて正当な根拠がありそうです。

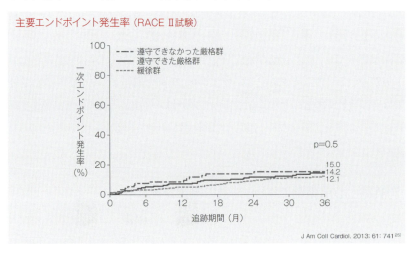

主要エンドポイント発生率（RACE Ⅱ試験）

J Am Coll Cardiol. 2013; 61: 741 [25]

RACE Ⅱ試験をintention-to-treatではなく、on-treatmentで見てみると、あらためて実感できる

しかし、ここで、です。
> ①本当に症状がなければ、110拍/分という数字以下でよいのか？
> ②なぜ、洞調律患者の低ければよいとされる心拍数指標が心房細動患者では当てはまらないのか？

という2つの疑問、つまり、心拍数の上限（110拍/分）と下限（80拍/分）についての論理的説明がされていないことに気づくはずです。この上限、下限は、あくまでもRACE Ⅱ試験のプロトコールに過ぎないからです。

プロトコールがそうだからというだけでは、その数字が正しいという根拠にならない

安静時心拍数110拍/分をよしとするには、臨床医として相当な勇気が必要でしょう。実際に、RACE Ⅱ試験でも、この緩やかなコントロールを行う治療群では、薬物投与量を最終決定したときの平均心拍数は93拍/分と、参加した医師は設定されたレンジの上限、つまり110拍/分付近をすべてよしとせず、100拍/分以下まで下げています。この群で医師が最終的によしとした心拍数のヒストグラムを示します。

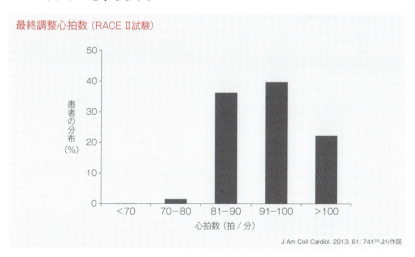

最終調整心拍数（RACE Ⅱ試験）

J Am Coll Cardiol. 2013; 61: 741[25]より作図

80〜110拍/分のレンジに均等に分布していたわけではないことがわかるでしょう。そして、この設定された心拍数は、心房細動の心拍数変化と心拍出量

変化の関係を検討した次のグラフに呼応するように見えます。

RACE II試験でも、110拍／分以下ならよいと医師は考えていない

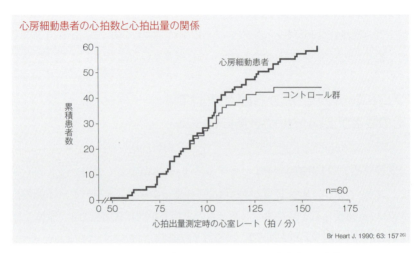

心房細動患者の心拍数と心拍出量の関係

　これは超音波を用いて大動脈駆出血流を心房細動患者で測定したデータから導き出されたものです。この図は「心拍数が増加すれば心拍出量も増加する」という関係が維持された患者の累積数を心拍数別に提示したものです。およそすべての患者で心拍数が90拍／分以下であれば心拍数の増加は心拍出量の増加につながっています。しかし、90拍／分を超えると上回れば上回るほど、徐々に心拍出量の増加が見られなくなる患者が増加することがわかります。おそらく、RACE II試験に参加した臨床医は、無意識のうちにこの関係を認識していて、80〜110拍／分を幅広く利用したわけではないと思います。許される心拍数の上限は110拍／分とする根拠は十分ではないのです。

心房細動の心拍数…110拍／分ならよしとする数字の根拠は希薄

　では、下限はどうなのでしょうか。低すぎることがよくないことは当然です。例えば心拍数40拍／分を医師として許容できるでしょうか。この場合

は、きっと徐脈性の心不全を起こしてしまうでしょう。おそらく心房細動の心拍数と心不全発症率の関係はU字状の関係にあり（高すぎても低すぎても心不全を発症しやすくなる）、昔はこのU字の底が洞調律と同じくらいの心拍数（60〜80拍/分）だろうと考えていたのだと思います。では、RACE Ⅱ試験によって、このU字の底が80拍/分以上になったということなのでしょうか？ここで、この試験の主要エンドポイントの内訳をあらためて見てみましょう。もちろん、この図はon-treatmentであること、後付け解析であること、症例数が十分でないことなどの限界はあるのですが、とても興味深い図です。

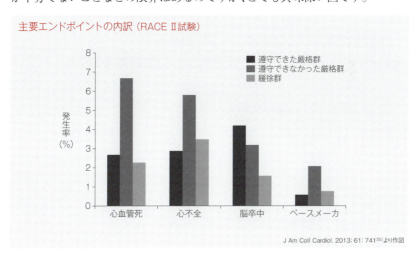

主要エンドポイントの内訳（RACE Ⅱ試験）

J Am Coll Cardiol. 2013; 61: 741[25]より作図

心不全発症率だけで見ると、厳格群が有利に見える。
複合エンドポイントのミステリーにはまっていなかったか…

　ちなみに遵守できた厳格群、遵守できなかった厳格群、緩徐群の平均心拍数は72、86、93拍/分です。遵守できなかった群、これはしようと思っていたのにできなかった、つまり何らかの不利な背景因子があると考えて、この群を見ないようにしてみると、次のことが浮かび上がります。

- 心不全発症は厳格群が有利
- 脳卒中発症は緩徐群が有利

● 両者の合わせ技である心血管死で見ると、結果的に厳格群と緩徐群で同じ

　あくまでも仮説なのですが、緩徐群で心拍数の下限が80拍/分となっていることは、心不全発症率という観点ではなく（この観点だけならばむしろもう少し低い設定が好ましいかもしれません）、それ以下に設定すると脳卒中が増加するかもしれないという、心不全以外のネガティブな効果があるからだと説明できないでしょうか。

心房細動患者のエンドポイントは複数ある…
それぞれのエンドポイントで理想的な心拍数があるのかもしれない

　この仮説に基づくと、もう1つの謎が生じます。それは、心拍数が低いと（厳格群では）なぜ脳卒中が増えてしまったのかという疑問です。この疑問に対する答えはないのですが、少なくとも洞調律でこのようなことは指摘されていません。つまり、心拍数と密接な関係を持ちながら、心拍数と独立して存在する別の要素が心房細動にはあるのでしょう。それは何か、もちろんわからない謎です。しかし、常識的な回答は、心拍が不規則であること自体、あるいはそれに伴って血圧が不規則であることでしょう。個人的な感想を述べると…心房細動で心拍数を厳格に設定すると、その分 long R-R が生じやすくなり、その際には長いRR間隔の次に生じる血圧は上昇することがよく知られています。ただし、この血圧上昇は診察室ではわからない。そして、血圧の高いこと、あるいはその変動が大きいことは、脳卒中のリスク因子であることはこれまでずいぶん報告されています。つまり、厳格な心拍数コントロールは、血圧の変動を招きやすく、同時に血圧を上昇させやすいので、脳卒中のリスクを増加させてしまう、その結果心不全リスクが低下するというメリットを相殺してしまうのではないかと想像しています。

心房細動での不規則性…
それは心拍数のみならず血圧にも当てはまる

最後に基本的な疑問を1つ。そもそも、12誘導心電図でどこを測るのが心拍数を把握するには適切なのでしょう。今では、自分で測るのが最もあてにならないと考えて、コンピューター計測値を見ていますが、時々その心拍数と心電図の見た目がそぐわないときもあります（なぜだかわかりませんが）。そう、「心房細動の心拍数」という出発点自身が危うい気もするのです。

　心房細動の心拍数は変動が激しいという特性を持っています。そして、その不規則性を評価する方法がまだありません。つまり、同じ心拍数であれば、不規則性の大きい患者と不規則性の小さい患者がいっしょくたにされてしまうわけです。これではものを考えるだけの土俵が整っていないと思いませんか？

心房細動の心拍数コントロールは・・・

- ●そもそも不規則性を無視したアバウトなコントロールである

- ●心機能が良ければ緩やかな設定、90拍/分台まで許せるだろう

- ●心機能が悪ければ厳格なコントロールが望ましいが、その際1拍1拍の血圧変動に注意

- ●何をもって心房細動の心拍数とするのか？ 謙虚であるべき

● 不整脈のトピックス

心房細動と心不全の微妙な関係

　超高齢化社会になり、東京港区にある当院でも入院患者の平均年齢が上昇してきました。と同時に、心房細動、心不全、そして両者の合併患者が増加してきています。加齢に伴い心房細動、心不全の両者がそれぞれ顕著に増加するだけでなく、両者が互いの疾患を発症させやすくする独立した規定因子であることがわかっているので、当然と言えば当然の結果です。そして、この病態を診療するときに困惑するのは、互いが互いを相加相乗的に悪化させてしまっているということです。どちらか1つでも良くなれば、他方も良くなるという好循環にめぐり合えればよいのですが…どちらかというと悪循環に陥った患者ばかりを見ている気がします。さて、この病態、どのように対処すればよいのでしょう。

Guidelines

慢性心不全治療ガイドライン（2010年改訂版）[2]

Class I

- β遮断薬とジゴキシンを用いた心拍数コントロール：
  収縮不全による心不全を合併する心房細動に対して（エビデンスレベルB）
- アミオダロン：
  β遮断薬が禁忌、もしくは用いることができない場合の心拍数コントロール目的の投与（レベルB）
- 電気的除細動：
  心拍数コントロールが不能で、血行動態の破綻した心房細動に対して（レベルC）

Class II a

- 洞調律維持または心拍数のコントロール：
  収縮不全による心不全を合併する心房細動に対する洞調律維持および心拍数調節という異なる治療方針（レベルA）
- 非ジヒドロピリジン系Ca拮抗薬：
  拡張不全による心房細動の心拍数コントロール目的（レベルC）
- 待機的な電気的除細動：
  症状を有する持続性心房細動に対して（レベルC）
- アミオダロン：
  心不全を合併する心房細動の再発予防目的（レベルC）

Our Discussion

　ちなみに急性心不全治療ガイドラインには、心拍数コントロール目的としてジギタリスとアミオダロンが記載されています。また、急性・慢性心不全ガイドラインともに、血行動態が破綻した心房細動には電気的除細動を勧めています。しかし、現場では「電気的除細動を行うほど血行動態は破綻していないものの、心不全としてのコントロールは悪い」という患者が多いと感じます。ジギタリスでは心拍数コントロールもできなければ心不全も良くならない、はたまた電気的除細動を行ってもすぐに再発するという経験は嫌になるほど積んでいる…。そして困るわけです。

　このような状態での出発点をどこに置くか。それは、心不全の予後が心房細動のそれよりはるかに悪いということでしょう。だから、臨床現場ではまず心不全治療に専念すると開き直ってもいいのではないかと感じます。何を行うにも、自分がどこに行きたいのかを自分が知っておくことが重要です（医療では、良いことをしているという暗示にかかり、案外自分のゴールが見えていない…多くないですか？）

まず出発点を知り、とりあえずの具体的なゴールを決めておこう

　ちなみに、心房細動の存在が、どの程度心不全患者の予後を悪化させるか、それは一様ではないのです。えっ!?と思うかもしれませんが、予後に悪影響を及ぼさない心房細動があったら、まず無視しておくほうが賢明でしょう。そんな心房細動を知るために、Framingham研究の結果を紐解いてみましょう。この研究では、心房細動を合併する心不全患者を時系列的な視点から3群に分けているところが独創的です。①初めに心房細動があり、その後心不全を続発した群、②心房細動と心不全をほぼ同時に発症した群、③初めに心不全があり、その後心房細動を続発した群です。どれも似たようなものではないかと考えがちなのですが、「心房細動の存在」が持つ重みは全く違うのです。死亡に対するハザード比を図示してみます。

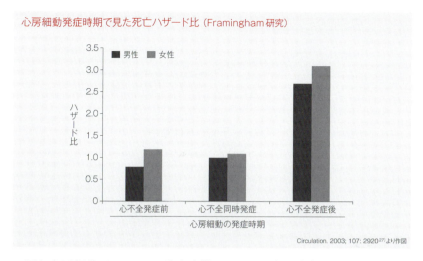

心房細動発症時期で見た死亡ハザード比（Framingham研究）

Circulation. 2003; 107: 2920[27]より作図

　同じ心房細動、しかしその発症時期によって死亡に対するインパクトは異なることがわかります。介入試験はないものの、心不全がもともとあり、その後に発症した心房細動は取り除いたほうがよいだろうと推測することができます。一方で、それ以外の心房細動はたとえ取り除いたとしても、それほど死亡率の改善に結びつかないだろうとも予測できます。

心不全発症後に生じた心房細動はたちが悪い。
逆に、もともとあった心房細動はそれほどでもない

　ここまで理解すると、心房細動と心不全の合併患者をすべて十把一からげにまとめて、心房細動のままコントロールするのか、心房細動を取り除くのかを考えてもあまり意味がないことがわかるはずです。これを実証したのが、AF-CHF試験です。あまりに有名な臨床試験ですが、簡単にその結果を示しておきましょう。

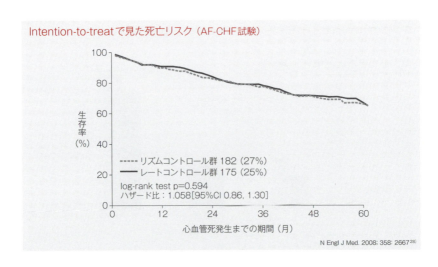

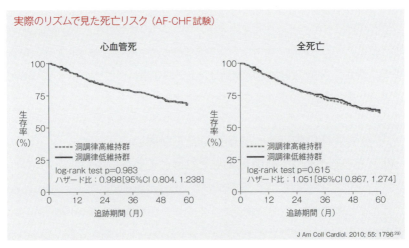

　LVEF 35％以下の心不全を持つ心房細動患者をリズムコントロール治療、レートコントロール治療に無作為割り付けしたintention-to-treat（ITT）解析の結果を上段に、実際に洞調律を維持できた群と維持できなかった群に分けて解析した結果を下段に示しますが、両群間の生命予後、心血管死に有意な差は全くありません。これは、「治療方針の違いが集団としてのアウトカムに影響を及ぼさない」というよりも、Framingham研究で示された3つの群がさまざまに混合されているための結果と解釈するのが正しいように思います。

すべてを十把一からげに考えることに無理がある

　そうなると、もともと心不全があり、心房細動が続発して心不全悪化を来した症例では、積極的に洞調律維持を図る…つまり、電気的除細動後アミオダロンを使用するという基本方針で臨んでも無理はないでしょう（アミオダロンを永続的に継続するかどうかはまた別の問題です）。そして、このような症例以外、あるいはこのような症例でも洞調律維持ができなかった例では、まず心房細動の心拍数コントロールから始めるということにならざるを得ません。そして、そのとき使えるツールは、ジギタリス、β遮断薬、アミオダロンという三種の神器になります。

まず、洞調律維持を目指すターゲットを絞る。
それ以外は心拍数コントロールから

　神器というのは、わかっているようでわからないものです。謎に満ちたツールで振り回すわけにもいきません。このなかで、β遮断薬については本邦で短時間作用型のランジオロールを用いることができるようになりました。J-Land試験では、心房細動の心拍数は、ランジオロール群でジギタリス群よりも有意に低下していましたが、同時に気になるのは血圧も有意に低下していたことでしょう。「血圧が下がる」、これは心不全患者で心拍出量が下がるという最悪の効果です。従って、その使い方としては、血圧を下げずにかつ心拍数を下げるという用量を患者個別に探索するしかありません。実際に、J-Land試験で用いられたランジオロールの用量には一定の傾向が見いだせず、その結果用量の推奨もできず、なかなか使いづらそうです。

ランジオロールという刀は使い方次第。
誰でも同じようにというわけにはいかない

　そもそも、心房細動での心拍数コントロールはどの薬をとってみてもそのような側面があります。心不全に対する経口β遮断薬の用量にもそのような側

面があるでしょう。致し方ないとは思うのですが…。集中治療室なら個別の細かな用量設定はできるものの、一般病棟でそれほどきめの細かい用量設定が可能なのかどうかには、まだ自信が湧きません。さらに注意したいこととして、このJ-Land試験では、心拍数や血圧で両群に差はあったものの、患者アウトカムという点では全く差がなかったということも挙げておかなくてはなりません。こうなると、ランジオロールはあくまでも心拍数コントロールのための一時的な急性期のツールに過ぎないという考え方は持っておく必要があります。

そして、このツールとしてのランジオロールも、「こんな症例ではさすがに使いにくい」という状況もままあります。LVEFが25％を切るような例、収縮期血圧が100mmHgに満たないような例では、当然β遮断薬であるランジオロールを用いるにはリスクが高すぎます。

<u>ランジオロールはLVEF 25％未満、血圧が維持できない例ではまだ使えない</u>

このような例での使用経験はアミオダロン静注に限られるのですが、残念ながら本邦での保険適用はありません。まず、海外の観察データを示しておきましょう。

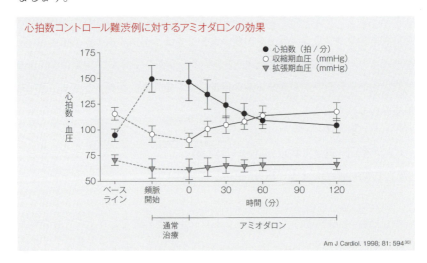

心拍数コントロール難渋例に対するアミオダロンの効果

Am J Cardiol. 1998; 81: 594[30]

このデータはかなり古いもので、しかも非常にリスクが高く「もう何も手がない」というような患者に（ジルチアゼム、ジゴキシン、静注用β遮断薬エスモロールでは、心拍数が低下せず、血圧が低下してしまったとのことです）、アミオダロンの静注が用いられた後ろ向きの観察結果です。従って、比較対象もないのでどうにも評価しがたいのですが、アミオダロン静注（1時間当たり約250mg）により、150拍/分にも及んだ平均心拍数が110拍/分前後に低下し、100mmHgを切っていた血圧は110mmHg程度にまで上昇しています。非常に素晴らしい結果で、どうしようもないときには頼れるツールと思いますが、これもまた長期成績というか、患者のその後についての言及がなく、立派な治療法としてはまだ信頼性が十分ではありません。

困ったときの神器、アミオダロン。
神器だけにまだ謎も多い

　心不全時の心拍数コントロールはこのように難題だらけなのですが、もっと理解しにくいデータがあるのです。ここではそのうち2つを示しておきましょう。まずは、心不全入院時の心拍数にどのような意味があるかというデータです。心房細動で頻脈であればあるほどその予後は何となく悪いと考えてしまいがちですが…。

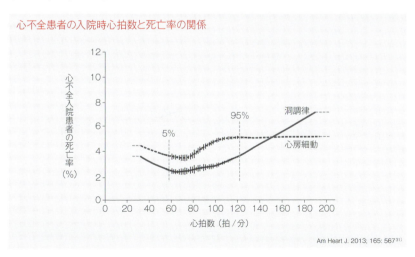

心不全患者の入院時心拍数と死亡率の関係

Am Heart J. 2013; 165: 567[31]

これは約15万人という大規模な調査研究で、心不全入院患者の病院内死亡率を入院時の心拍数別に分析したものです。洞調律の患者では、心拍数と病院内死亡率の関係はJカーブのようで、高心拍数で入院した心不全患者の予後は不良で、60～80拍/分くらいの心拍数で入院した心不全患者（これがどのような心不全なのか想像できないのですが…）が最も死亡率が低いということがわかります。一方、心房細動患者ではこの傾向が全く異なるでしょう。心拍数が100拍/分を超えてしまうと、もはやそれ以上心拍数が高くても病院内死亡率には影響しないとしているのです。私たちが、頻脈性心房細動の心拍数コントロールに苦労するわけ、それは心不全を良くしたい、心不全による死亡率を下げたいという気持ちから発しているのですが、その根幹部分が揺らぐような暗然とした気持ちになります。心拍数100拍/分以上の心房細動合併心不全では、現在行われている心拍数コントロール治療で十分で、あまり心拍数を一生懸命下げなくてもよいというメッセージにも受け取れます。前章以上に、心不全を合併した心房細動においては、心拍数コントロールの目標がはっきりしていないのです。

心房細動合併心不全入院例では、
　入院時心拍数と院内死亡率の関係は不明瞭
　（それほど慌てて心拍数を下げる必要はないかも…）

　そして、もう1つは心房細動と心不全を合併した患者に対するβ遮断薬の慢性効果を検討したメタ分析です。心不全に対して、β遮断薬は突然死を減少させ、リモデリングを予防する効果がある、これは常識だと思い込んでいたのですが、次に示すデータはどうも心房細動を合併する心不全にはこの原則をそのまま適応することができないことを表しています。

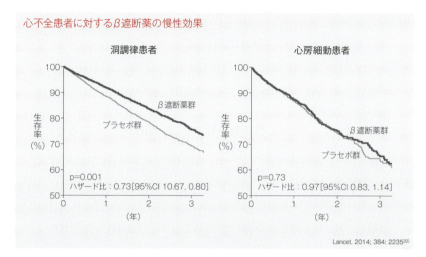

心不全患者に対するβ遮断薬の慢性効果

Lancet. 2014; 384: 2235[32]

　左が洞調律患者で、私たちの持っている知識そのものです。心不全患者に対するβ遮断薬の予後改善効果がはっきりと見てとれます。右は心房細動患者です。洞調律患者とは全く対照的に心房細動を合併した心不全患者では、β遮断薬の生命予後改善効果が認められない…唖然としてしまいます。何かまだ私たちは、心房細動と心不全の間にある特殊な関係をわかっていないような気がします。これから解き明かすべきミステリーの1つでしょう。理論的に実証されているβ遮断薬の突然死予防効果、あるいはリモデリング予防効果があるとするならば、心房細動患者ではβ遮断薬が何かネガティブな影響を及ぼして、利点を相殺してしまっている可能性が否定できません。死因の分析をぜひ知りたいところです。

心房細動を合併する心不全患者では、β遮断薬は総死亡率を減少させない
（だから、使ってはいけないということではないですが…）

心房細動と心不全の関係は・・・

- ●心房細動の心拍数と心不全の関係は頭で考えるほど単純ではないことを知っておく

- ●心不全患者で新たに生じた心房細動は積極的な洞調律維持を！

- ●心不全の改善こそが目指す道であり、心房細動の心拍数コントロールはあくまで脇道

- ●ジギタリス、β遮断薬、アミオダロンという三種の神器を用いながら、明確な目標のない心拍数コントロールを行っているという謙虚な気持ちを！

● 不整脈のトピックス

無症候性心房細動…
得体のしれない存在

症状のない心房細動、いまや普通にどこでも見かけるのですが、その実態はどうなのか、という疑問を抱いたことはありませんか？ かつて、糖尿病患者では、心房細動でも無症状であることが多いと言われていましたが、最近の外来診療では糖尿病とは全く無関係なのに、無症候性の心房細動は多いというのが実態です。高齢化による症状の消失が影響しているのでしょうか。健康診断の心電図でたまたま心房細動が記録され、精査目的に受診したときには洞調律ということもしばしばです。このような無症候性心房細動、特にそれが発作性であったら、どのような診療をすべきなのか…大変困ります。

Guidelines

日本のガイドラインでは、
無症候性心房細動に特化した記載はなし。

Our Discussion

　そもそも無症候性心房細動の実態すらつかめていないのですから、リコメンデーションできるだけの根拠に乏しいのでしょう。系統立った無症候性心房細動の疫学調査はありません。そして、それが発作性ならなおのこと…調査する方法すらないのですから。それでも、何かの調査の端々に無症候性心房細動に関する記載を見つけることができます。まずは、それらから紐解いてみましょう。心房細動と診断された患者のうち、無症候のものがどれくらいあったかという頻度です。

- 1978年　43%（Br Heart J. 1978; 40: 636）[33]
- 1980年　11%（Am Heart J. 1980; 99: 598）[34]
- 1987年　27%（N Engl J Med. 1987; 317: 669）[35]
- 1996年　21%（CARAF study）[36]
- 1999年　11%（ALFA study）[37]
- 2005年　12%（AFFIRM study）[38]
- 2014年　40%（Shinken Database）[39]

病院を受診する心房細動患者の10〜40%が無症候性

　研究対象によって数字は大きく異なるようですが、大まかには10〜40%でそれなりの占有率と言えるでしょう。しかし、これらの数字は、何かのきっかけに病院を訪れた心房細動患者全体を母数として表した数字です。無症候なのですから、病院をいまだに訪れていない心房細動患者もいることでしょう。
　そこで一般住民を対象とした研究を見てみましょう。

- 75歳の一般住民調査848名：
  1回の心電図で新たに無症候性心房細動が10名発見され、高リスク患者に絞って2週間の携帯型心電図検査を行うとさらに30名の無症候性発作性心房細動が発見された（計4.7%）[40]

● 65歳以上の一般住民健康診断54,239名：
　1回の心電図検査で新たに1.5％の心房細動が発見された[41]。

高齢一般住民には、約1％の無症候性持続性心房細動、そしてその数倍の無症候性発作性心房細動がある。

　あまり報告は多くないのですが、高齢者では診断されていない無症候性心房細動が人口の約1％に存在し、その数倍の無症候性発作性心房細動が存在していると推測されます。恐ろしい数字です。

　これほど未診断の無症候性心房細動が多いのであれば、脳卒中領域で心原性脳梗塞と診断された患者のなかに、少なからず脳梗塞発症以前に診断されていなかった心房細動があるはずです。実際に、ある報告では、心房細動による心原性脳梗塞患者のなかで心房細動と診断されていなかった患者の割合は、31％にも及んだということです[42]。無症候性心房細動は想像以上に多く、さらに想像以上に心原性脳梗塞の原因として社会に大きなインパクトを及ぼしているのです。

　このような無症候性心房細動の検知頻度を上昇させるという仕事は非常に重要ですが、まずシステムとしての対処を公衆衛生学に任せるしかありません。一医師としては、できるだけ無症候性心房細動を見逃さないという態度を持つことを忘れないようにして、次にこの「無症候性心房細動」に対する診療をどうするかに絞って考えてみましょう。そのためには、無症候性心房細動が通常の診療でどのような経過を辿っているかを知っておく必要があります。

● AFFIRM試験：
　無症候性心房細動患者は、症候性心房細動患者に比べ、冠動脈疾患・心不全保有率が低く、心房細動罹患歴が長い。最大心拍数は低く、心機能も良好に保たれている例が多かった。全体としての死亡率、脳梗塞発症率は少ない傾向にあったが、患者背景因子で補正すると症候性心房細動患者と同

等であった[43]。

●心臓血管研究所：

　AFFIRM試験と同様、無症候性発作性心房細動患者では、症候性発作性心房細動患者に比べると死亡率、脳梗塞の発症率が低い傾向にあったが、患者背景因子で補正するとその発症率に差はなかった。ただし、無症候性患者は症候性患者より積極的洞調律維持治療を受けることが少なく、早期に持続性心房細動に移行していた[39]。

　無症候性心房細動患者は、発作性・慢性に限らずおしなべて併存疾患が少なく、その結果として予後は良さそうですが、背景因子が同じであれば無症候性と症候性の間に予後の違いはないようです。また、当然かもしれませんが、無症候性発作性心房細動は、洞調律維持治療のメルクマールがないため洞調律維持治療がしづらく、比較的早期に慢性化しやすいということも理解できます。

**無症候性心房細動患者は、慢性であれ発作性であれ、
その予後（死亡率、脳梗塞発症率）に症候性心房細動との差はない。
無症候性発作性心房細動患者は、早期に慢性化しやすい**

　ということは、無症候性・症候性に限らず、脳梗塞のリスクや心不全のリスクに応じて、両疾病の予防を行いつつ、洞調律維持治療についてはその答えがない以上、医師と患者で話し合う、ということに落ち着きそうです。

　では、最後に、どうにも画像上心原性脳梗塞が疑われるのだけれども、既往に心房細動の診断がされていない、そして来院時にも心房細動が記録されない…つまり、臨床診断はされていないけれども、臨床的に無症候性発作性心房細動が原因の可能性が高い患者について考えてみましょう。それを考える参考として、唐突ですが、すでに心房細動による心原性脳梗塞という診断が確定した患者における入院時BNP分布を示しておきます。

脳梗塞発症患者の入院時BNP

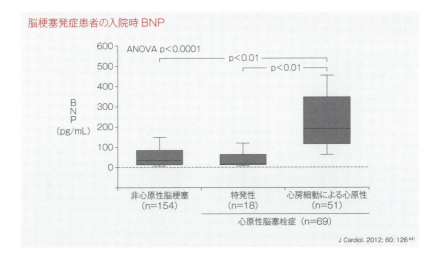

J Cardiol. 2012; 60: 126[44]

心房細動による心原性脳梗塞患者の入院時BNPは高値である

　心房細動による心原性脳梗塞患者では明らかにBNPが高いことがわかります。このことを、脳梗塞急性期の診断に生かせないでしょうか。まず、実際に心房細動の診断がなく、かつ脳梗塞急性期にも心房細動を呈さなかった患者で、入院後に心房細動が発見された割合を調べた報告を見ておきましょう。584例中新たに40例の心房細動が見つかったということですが、その診断の時間経過は次のとおりです。

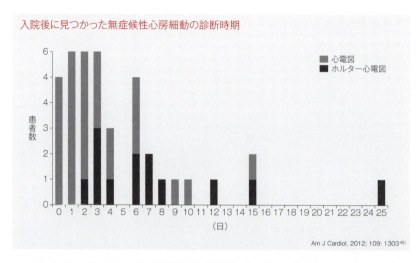

入院後に見つかった無症候性心房細動の診断時期

Am J Cardiol. 2012; 109: 1303[45]

　これらはいずれも無症候性発作性心房細動ですが、診断することがそうたやすくないことがわかります。心電図やホルター心電図を1〜2週間丹念にチェックするということに尽きるからです。ちなみに、この新たに心房細動が見つかった患者の入院時BNPは平均186pg/mLということですから、実に先ほどの報告によく合致していると思いませんか。脳梗塞急性期のBNPが100pg/mL以上なら、無症候性心房細動の存在が暗示されていると考えて対処すべきなのかもしれません。

脳梗塞急性期のBNPは、無症候性心房細動の存在を暗示する

　ちなみに、原因不明の脳梗塞（cryptogenic stroke）における、無症候性の心房細動保有割合（新たに見つかった無症候性心房細動発作）を植込み型心電計を用いてつぶさに検討した報告がなされています。

　これは、心房細動が診断されておらず、入院中にも心房細動が検出できなかった脳梗塞患者に対して、植込み型ループ心電計を用いて心房細動発作を検出した試験です。通常の診療（コントロール群）では、その後もほとんど新たな心房細動の診断ができていませんが、植込み型ループ心電計を用いると、3年で約30％の患者に無症候性心房細動が検出されたということです。恐るべし、無症候性心房細動。何か効率的に、かつ簡便に検出できる方法はない

ものでしょうか。そのような新しい検査法の開発を望みたいところです。

原因不明の脳卒中患者における植込み型ループ心電図による心房細動発作の検出

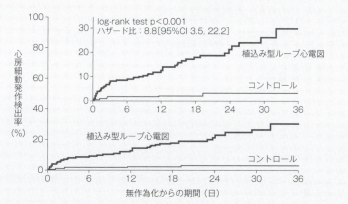

N Engl J Med. 2014; 370: 2478[46]

無症候性心房細動…得体のしれない存在

不整脈

無症候性心房細動って・・・

- ●無症候性だからといって、心房細動診療は変わらない

- ●無症候性心房細動の実態はまだ謎に包まれている

- ●「その存在を知るだけ」──実在するネス湖の恐竜か？

● 不整脈のトピックス

肥大型心筋症で突然死を予測できるか？

ひと口に肥大型心筋症といっても、多種多様です。無症状のものから心不全症状のあるものまで、肥大の部位・程度も人によってずいぶん違います。ですから、12誘導心電図や心臓超音波検査から「肥大型心筋症」という診断がつけられたとしても、やっとスタート地点に立ったというべきかもしれません。そして肥大型心筋症の診療を考えようとしたとき、まず厄介な問題点は、肥大型心筋症の死因の約半数は突然死だとされていることです。さて、症状のない患者や軽度の症状のある患者を相手に、この突然死という存在をどのように伝えればよいのでしょう。また、突然死のリスクが高いと考えたときに、どのように対処すればよいのでしょう。

Guidelines

肥大型心筋症の診療に関するガイドライン（2012年改訂版）[47]

ハイリスクの肥大型心筋症（表）では突然死の予防のため、症状の有無にかかわらず、積極的に治療をおこなうべきである。非持続性あるいは持続性心室性頻拍症に対してはアミオダロンやICDが適応となる

Class I
心停止蘇生例に対するICD植込み術

Class II
突然死の一次予防目的のICD植込み術ないしアミオダロンの投与

突然死に関する危険因子

主要な因子
- 心停止（心房細動）
- 自然発症の持続性心室頻拍
- 突然死の家族歴
- 原因不明の失神
- 著しい左室肥大（左室壁厚 ≧30mm）
- ホルター心電図による非持続性心室頻拍
- 運動に伴う血圧反応異常

可能性のある因子
- 拡張相肥大型心筋症
- 左室心尖部心室瘤
- 左室流出路狭窄
- MRIによる広範な遅延造影像
- 心房細動
- 危険度の高い遺伝子変異

修飾可能な因子
- 激しい身体運動（競技）
- 冠動脈疾患

Our Discussion

　二次予防については当然ですが、一次予防についてこの基準に従えば、かなり多くの肥大型心筋症患者に植込み型除細動器（ICD）を植え込む、もしくはアミオダロンを投与することになりそうです。現実の医療でそのような状況になっているでしょうか。あるいは、そのような診療が自然に無理なくできるでしょうか。そこで、まず肥大型心筋症の生命予後を確認することから始めたいと思います。

一次予防をガイドラインどおりに行うことは、現実的に難しい

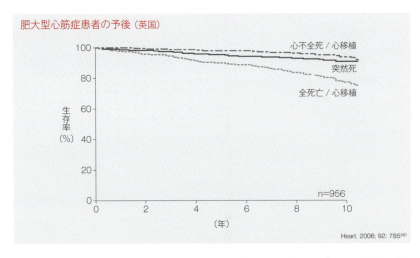

肥大型心筋症患者の予後（英国）

Heart. 2006; 92: 785[48)]

　これは英国のある病院における肥大型心筋症の予後を調査した結果です。おしなべて見ると、全死亡率は年間約2％、そのうち半数に当たる約1％が突然死によるものだとされています。ただし、これはあくまでも海外のデータなので、次に日本のデータを見てみることにします。残念なことに、突然死の発生率が示されていませんが、全死亡率はほぼ同様とみなすことができるようです。

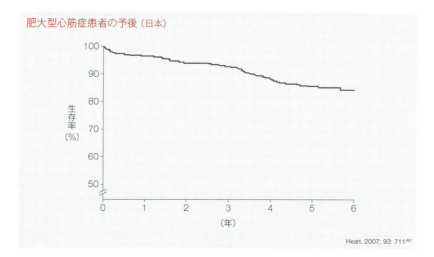

肥大型心筋症患者の予後（日本）

Heart. 2007; 93: 711[49]

　十把一からげの全死亡率、これが現実の診療に生かせるでしょうか。肥大型心筋症といっても肥大の部位はさまざまです。日本では昔から肥大が心尖部に限局した心尖部肥大型心筋症（12誘導心電図で巨大陰性T波が見られることが有名です）というタイプが多く、このタイプは経験的に予後が良いことが知られてきました。実際に、本邦の研究でも、肥大型心筋症のうち心尖部肥大型心筋症が約40％を占め、この群では他の肥大型心筋症に比べ約40％も死亡率が低いことが報告されています。さらに、心尖部肥大型心筋症のなかでも、肥大が乳頭筋に及ばない「純粋な」心尖部肥大型心筋症では、約5年の経過観察で死亡を全く認めなかったという報告もあるくらいです[50]。

日本人に多い心尖部肥大型心筋症の予後は良好、肥大が乳頭筋に及ばなければ特に良好

　突然死を考える場合には、純粋な心尖部肥大型心筋症を除くことが重要だということになります。その上で、肥大型心筋症のもう1つのポイント、左室内狭窄の程度によって死亡率がどの程度の影響を受けるのか見ておきましょう。まず症状がほとんどない患者に限定して見ておきます。次の図は、肥大型心筋症に関連した死亡を見たものです。

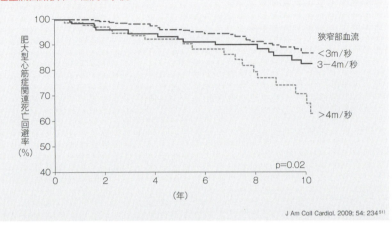

左室流出路狭窄の程度と予後

流出路狭窄の程度によって死亡率が異なり、狭窄部位の血流が3m/秒未満であれば死亡率は極めて低いことがわかります。この報告は、①症状が軽度以下の患者だけを登録した研究であり、流出路狭窄の血流が3m/秒未満の患者の全死亡率が一般住民とほぼ同等であること、②登録された患者の肥大型心筋症関連死亡のうち突然死はわずかに10％程度であったこと（この数字は肥大型心筋症をすべてひっくるめた場合の数字と異なります）も示しています。ここでわかることは、無症状もしくは症状が軽度にとどまる場合は、左室流出路狭窄を見て、狭窄血流が3m/秒未満であれば突然死の可能性は低いものと見積もってよさそうです。

無症状もしくは症状が軽微である場合、左室流出路狭窄の血流が3m/秒未満であれば突然死リスクは低い

これでかなり絞られましたが、次に症状のある左室内狭窄を有する肥大型心筋症の例に移りましょう。左室内狭窄の部位による生命予後の違いが報告されています。

左室流出路狭窄の部位と予後

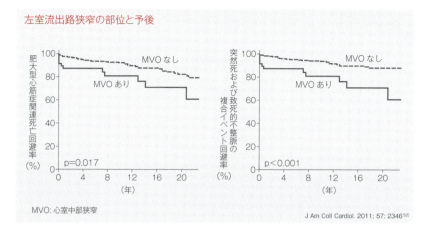

MVO: 心室中部狭窄

J Am Coll Cardiol. 2011; 57: 2346[52]

　これは、東京女子医科大学を受診した肥大型心筋症490例のうち、左室内狭窄が流出路であった110例（22.4％）と心室中部（mid-ventricular obstruction：MVO）であった46例（9.4％）の予後の比較を示したものです。心室中部に狭窄を有する例では、肥大型心筋症関連死亡、特に突然死が多いことがわかるでしょう。この理由として、心室中部に狭窄のあった例では心尖部瘤の保有率が高い（28.3％）ことが挙げられています。このことは、肥大型心筋症のうち約２％に認められる心尖部瘤を有する例の予後が極めて悪いという報告（心血管イベント発生率10.5％／年）[53]にも一致します。心室瘤は心室頻拍・細動の発生源となりやすいことが古くから知られており、血栓症の発生源としても忘れてはならないものです（突然死の一部は、血栓塞栓症かもしれません）。以上のことから、肥大型心筋症のうち心室中部に狭窄を有する例、特に心尖部瘤を有する例では突然死の可能性を考慮しなければいけないことになります。

肥大型心筋症の突然死予防：ターゲットはMVOと心室瘤を併せ持つ症例

　ここまで、肥大型心筋症全般の予後、肥大の部位による違いについて述べてきましたが、そもそも肥大の程度については問題にならないのかという疑問がわくはずです。

しかし、このあたりは報告による差がかなりあるのが実情です。数多くある報告のレビューを見てみましょう。上段から、突然死のリスク因子としてよく知られている、心室肥大の程度、非持続性心室頻拍（NSVT）、突然死の家族歴が有する突然死リスクのハザード比です。

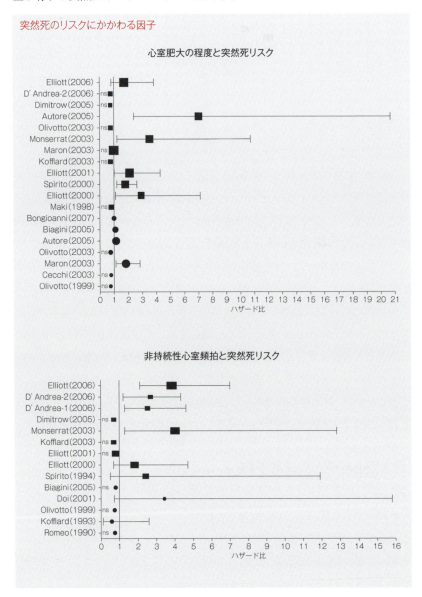

突然死のリスクにかかわる因子

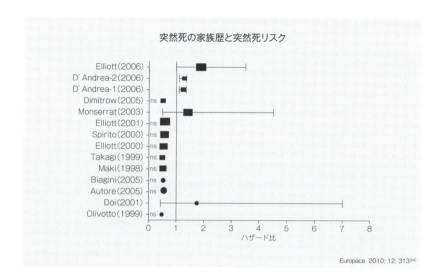

肥大型心筋症で挙げられている突然死のリスク因子は、それ単独ではなかなかあてにならない

　報告によって結果がさまざまです。各リスク因子ハザード比が持つ信頼区間が非常に広いことは、肥大型心筋症の多様性を示しているのだと思います。もちろん、複数の因子があれば突然死のリスクは高いと考えてよいわけですが、単独の危険因子だけではなかなか「突然死リスクが高い」という自信を持つことができないでしょう。突然死リスク評価といえば、臨床電気生理試験が思いつくかもしれませんが、肥大型心筋症における臨床電気生理試験による心室頻拍・心室細動の誘発性は非特異的であることがわかっています。そして、その他のTWAや体表面微小電位の有用性もまだ確立していません。つまり、現状では、単純なリスク因子の有無や検査で突然死リスクの層別化を行うことが困難で、患者個別に考慮する必要は避けて通れないと言えるでしょう。そして、そのとき、非常に基本的な「患者の年齢」が重要な考慮すべき因子だと思うのです。それは、肥大型心筋症の死亡原因が年齢によって大きく異なるからです。

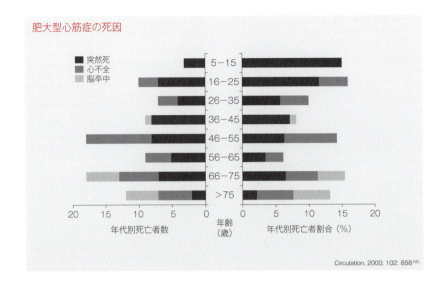

肥大型心筋症の死因は、年齢によって大きく異なる

　この図は死因における突然死、心不全、脳卒中の占める割合を示していますが（図右）、肥大型心筋症における突然死は、若年から中年期までの間で大きな位置を占めていることがわかります。だからこそ当然、若年者でこそ突然死予防の意義は高いということは前提に置いておかなければなりません

　最後に、後ろ向き研究ですが、肥大型心筋症にICDを植え込んだらその後患者はどうなったのかという報告を示しておきましょう。一次予防・二次予防患者における適切ショック（appropriate shock）の作動頻度、ならびに作動時期です。

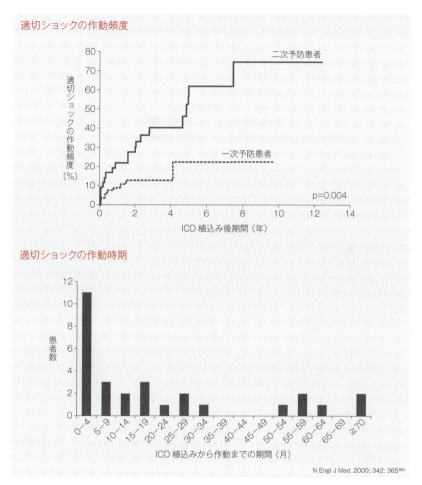

　適切ショックが、二次予防患者で11%/年、一次予防患者で5%/年ということです。二次予防患者は当然のこととして、一次予防患者ではこれまでの疫学データと比較して、極めて高い適切ショックの発現頻度になっていると思います。臨床の現場では、個別に医師が判断しているわけですが、この臨床研究でも、いかに結果的に素晴らしく（！）高危険因子群を同定して、一次予防目的のICD植込みを行ったかがうかがえる数字だと思うのです。ちなみにこの研究では、不適切ショックが適切ショックと同頻度で生じていますので、高危険因子群の判断を誤れば、不適切ショックによる不利益が増大した可能性があります。といっても、はじめての適切ショックが植込み後5年以上も経過

してからということもあるので（前ページ 下図）、何が正しい判断だったかということに言及するのも結果論と言えるかもしれません。

肥大型心筋症の突然死予測は・・・

● 純粋な心尖部肥大型心筋症ではリスクは小さい

● 無症状、もしくは軽微な症状にとどまる例では、左室内血流速度が重要

● MVOと心室瘤を有する例では突然死リスクは高い

● 年齢を考えよう

● 一次予防目的では個別判断と対話…医師の判断力こそが累積した結果に表れる

● 不整脈のトピックス

拡張型心筋症における非持続性心室頻拍には意味がある？

病棟で、拡張型心筋症による心不全患者の心電図モニタリングをすると、ほぼ確実にQRS幅の広い非持続性心室頻拍（NSVT）が記録されます。心房細動を合併していると、NSVTなのか、変行伝導なのかの判断も難しく、厄介な存在です。外来でも、拡張型心筋症に対してホルター心電図を装着すると、少なくない症例でNSVTが記録されます。このように、拡張型心筋症で無症候性NSVTにたびたび出会うわけですが、それを知ってしまうと、そのNSVTを治療しなければならないかどうかハタと迷ってしまいます。

Guidelines

心臓突然死の予知と予防法のガイドライン (2010年改訂版)[57]

拡張型心筋症(DCM)における突然死予防

治療目的／所見	Class I	Class IIa	Class IIb
二次予防			
・SVT または VF	ICD、ACE阻害薬、β遮断薬	アルドステロン拮抗薬	アミオダロン
一次予防			
・失神(＋)、LVEF≦40%でSVTまたはVFが誘発され、有効薬剤がない	ICD		アミオダロン
・失神(－)、LVEF≦40%でSVTまたはVFが誘発され、有効薬剤がない		ICD、アルドステロン拮抗薬	アミオダロン
・失神(＋)、LVEF≦40%でSVTまたはVFが誘発され、薬効が評価されていない			ICD、アミオダロン
・LVEF≦36%でNSVTまたは頻発するPVC(≧10時間)*		ICD	
・LVEF≦30%でNSVTがある			アミオダロン

*DEFINITE研究から

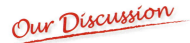

　このガイドラインの記載を見ると、拡張型心筋症でもLVEFが36％以上であれば、突然死の一次予防としてNSVTの治療は考えなくていいようです。しかし、LVEFが36％以下になると、ICD、もしくはアミオダロンという選択肢を考慮しなければなりません。そして、このガイドラインに示される治療を守ろうと、無症候性NSVTを有する拡張型心筋症の患者に説明してみると…実際のところなかなかうまく説明できない、あるいは患者が納得しないということにならないでしょうか。

拡張型心筋症におけるNSVTの治療… ガイドラインどおりに行うのは難しい

　そこで、また基本に立ち帰りましょう。そもそも、拡張型心筋症におけるNSVTの頻度はどの程度なのでしょう。やや古い報告になりますが、24時間心電図におけるNSVT検出頻度です。

- 1983年　60％（Am J Cardiol. 1983; 51: 507）[58]
- 1986年　46％（Am Heart J. 1986; 112: 44）[59]
- 1986年　43％（Postgrad Med J. 1986; 62: 593）[60]
- 1988年　42％（Am J Cardiol. 1988; 61: 146）[61]

拡張型心筋症の約半数の患者はNSVTを持っている

　LVEF別に考えるまでもなく、これほど頻度の高いものであればなかなかガイドラインどおりにできないのも当然だと思います。さらに、この拡張型心筋症の予後はどうなのかという課題を考えてみましょう。調べてみると、予後は時代によって大きく異なっているようなのです。次ページの図では1977〜1984年、1985〜1990年、1991〜2000年、2001〜2011年に拡張型心筋症として登録された患者の予後が示されています。生命予後、再発する心不全、突然死

の頻度が報告されていますが、いずれも時代とともに、大きく改善していることがわかるでしょう。

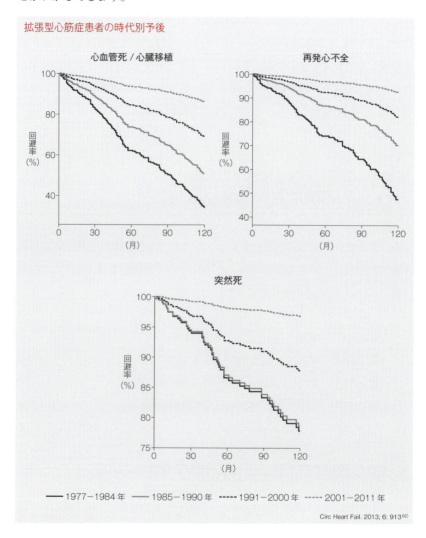

拡張型心筋症患者の時代別予後

突然死の発生率が改善すれば、その治療の閾値や内容も変わるはず

そして、この予後の大幅な改善の裏にあるのは、基本的な内科治療の変遷だと思います。実際に、経年的な治療内容の変遷を見てみましょう。

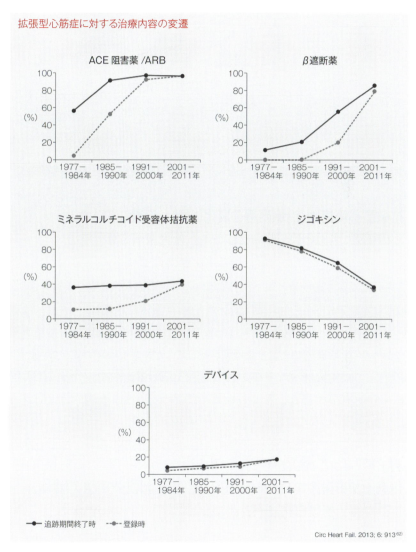

　さらに、この経年的な内科治療の変遷に応じて、LVEFの改善がどのように変化してきたかを次に示します。

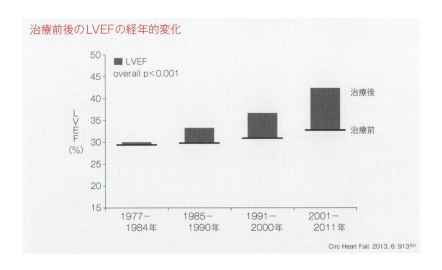

治療前後のLVEFの経年的変化

Circ Heart Fail. 2013; 6: 913[62]

拡張型心筋症は、治療内容の変化に伴い、変貌している。その結果、当然の成りゆきとして突然死発生率も変化する

　内科的な基本的治療としてRAS抑制薬、β遮断薬がほぼ完全に処方され、可能な限りアルドステロン拮抗薬が処方され、同時に無用なジギタリスは用いないということが徹底されていくなかで、2000年代以降、LVEFを治療前平均32％から、治療後40％以上に増加させることができる時代になっています。そして、この事実は極めて重要です。NSVTにおける治療閾値とされるLVEF 35～40％を超えてしまえば、ICDやアミオダロンのことは考えなくてよいことになるからです。

ガイドラインどおりに行う…
内科治療の徹底でLVEFを35～40％以上にしてしまえば
NSVTの治療は自然に不要となる

　実際に、この報告でICDを植え込まれた患者は全体の20％にとどまっています。そして、この頻度、拡張型心筋症でNSVTを見る頻度よりずいぶん小さいと感じるでしょう。また、LVEF 30％未満の初発心不全を呈した拡張型

心筋症を見た報告で（この時点で海外ではICDの適応になります）、ICD植込みを6ヵ月延長して内科的治療（特にβ遮断薬の増量）を強化すると、約40％の例でLVEFが改善し、ICD適応とならなくなったとしています（Am Heart J. 2012; 164: 358-364）[63]。

　拡張型心筋症ではNSVTが40〜50％の患者に観察され、その突然死に対する危険度はLVEFに依存するわけですが、LVEF自体が基本的な内科的治療をいかに我慢しながらしっかり行うかによって大きく変化してしまうのです。現在の基準では、1990年代の患者の多くがICDの適応になる可能性がありますが、2000年代以降本質的に（つまり理想的な内科治療強化が行われれば）ICD適応患者の占める割合は減少しているはずです。

　このLVEFが改善し得るという知識、そしてそれは徹底的な基本的薬物治療を目指すことによって成されるという知識が、まず重要でしょう。その重要な前提を頭に置いた上で、あらためて拡張型心筋症患者における不整脈関連死亡について見ておきましょう。

拡張型心筋症患者における不整脈関連死発生率

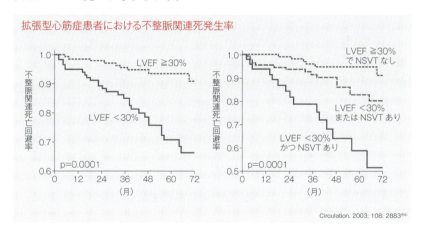

Circulation. 2003; 108: 2883[64]

　この図は、拡張型心筋症における持続性心室頻拍、心室細動、突然死の発現率を見たものです。LVEFが強力な予後規定因子であったことがわかります。この報告では、TWA、barorefex sensitivity、HR variability、体表面微小電位などの不整脈関連の非侵襲的検査所見が予後規定因子とはなっていません。

本章のテーマであるNSVTの存在は不整脈関連イベントを増加させる傾向にある一方で、β遮断薬の投与は減少させる傾向にあったということですが、いずれも統計学的に有意な差は見られていません。つまり、NSVTの有無にかかわらず、そして強力な内科的薬物療法にもかかわらず、LVEFが30〜35％以上に回復しない患者に限って、ICDが合理的であると考えるべきなのでしょう。実際に、拡張型心筋症におけるNSVTの意義については、これまで賛否両論があります。

拡張型心筋症におけるNSVTの意義は賛否両論

　それでは、LVEFが低下した拡張型心筋症に対するICDのエビデンスを最後に見ておきましょう。これまで4つのトライアルがなされていますが、これらの結果もまだcontroversialです。メタ分析を示します。

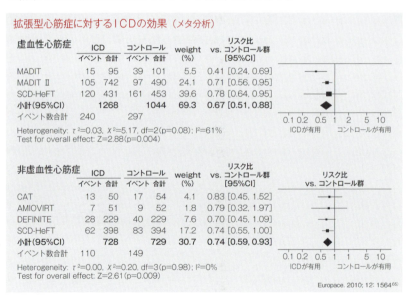

　上段が虚血性心筋症、下段が非虚血性心筋症に対するICDの効果です。それぞれ単独の試験では有意な生命予後向上を見いだすことが難しく、すべてを合わせてようやく有意差が見いだせるという程度にとどまっています。生命予後改善効果を相対評価で見てみると、虚血性では33％のリスク低下効果が

ありますが、非虚血性では若干低下し26％となっています。

拡張型心筋症に対するICD…
大規模な集団として見ると確実に生命予後改善効果があるが、
各個人においてはどうなのだろう？

　そして、もう1つ厄介なことは、ICDのショック自体が死亡率を高めてしまうという事実です。電気ショックによる心筋ダメージのためでしょうか、まだその原因はわかっていません。そして、92頁のデータに示したとおり、拡張型心筋症患者の死亡原因のなかでは、突然死よりももっと心不全関連死亡が多いことも覚えておかなければならないでしょう。少ないイベント（突然死）を抑制するために、多いイベント（心不全関連死）を増加させてはいけないからです。

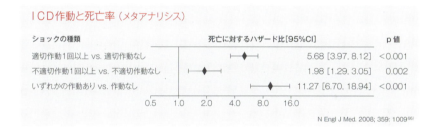

N Engl J Med. 2008; 359: 1009[66]

ICDのショックは突然死を救うが、
それ自体が全死亡率を高めてしまう可能性がある

　最後に、拡張型心筋症に対して、より厳格な基準でICDを植え込んだらどうなるか、という報告を見ておきましょう。この報告では、①LVEDD 70mm以上、②LVEF 30％以下、③NSVTの存在、④4年以上の罹病歴、⑤突然死の家族歴という5つの条件のうち2つ以上を満たす患者（かなり厳しい基準です）に、突然死一次予防目的のICD植込みを行い、二次予防目的〔すでに心室頻拍（VT）/心室細動（VF）を起こした拡張型心筋症例〕の植込み患者の成績と比較しています。まずは、ICDの適切作動の頻度を見てみましょう。

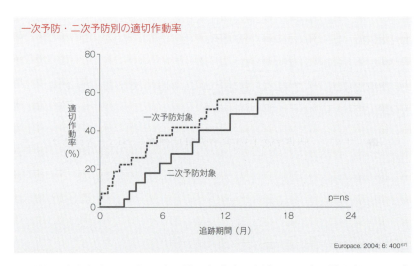

一次予防・二次予防別の適切作動率

　厳格に適応を決めれば、二次予防に相当する頻度で、一次予防目的のICDも活躍してくれることがよくわかります。ただし、この一次予防目的は種々の患者が組み込まれています。皆、同じように適切作動したのでしょうか。

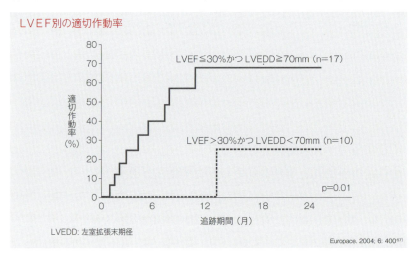

LVEF別の適切作動率

　実はそのほとんどは、左室が大きく、左室収縮能の悪い患者での適切作動だったわけです。やはり、基本はLVEFである…。いろいろ討論してまた初めに戻ってしまいました。

拡張型心筋症における非持続性心室頻拍

- LVEFがその臨床的意義を決定する

- 一方で、一時点でのLVEFで安易に判断しないようにする

- LVEFを高める努力をできるだけ行ってから不整脈について考える

- 各個別患者で心不全死と突然死のバランスを考える

- ICD植込みに際しては誤作動を極力避ける工夫を講じる

● 不整脈のトピックス

Electrical stormを見たら…

Electrical stormの定義は、「24時間以内に3回以上VT/VFが観察されること」です。自分が研修医だった1980年代、そんなことが生じたらもうお手上げという時代でした。この定義がいつから生まれたのかは知りませんが、この言葉を聞くと「あれほどのひどい状況に適切に対処できる時代になったんだな」という感慨があります。下図は、当院でelectrical stormを来した症例への対処の経過を示したものです（最近発症した心筋梗塞により心尖部瘤を来し、一般病棟で中等度の心不全加療中にVFを来しました）。患者さんはその後軽快し、経皮的冠動脈形成術（PCI）、ICD植込みを受け、退院後の経過も順調なようです。

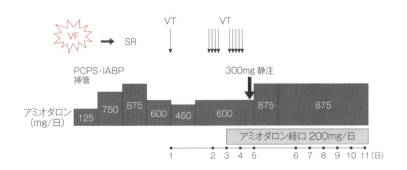

Guidelines

心臓突然死の予知と予防法のガイドライン（2010年改訂版）[57]

心室頻拍を繰り返しICDの頻回作動状態となるElectrical stormでも、これらの薬剤（アミオダロン、ニフェカラント）が用いられる。Electrical stormの場合には交感神経緊張を抑制する治療（β遮断薬、鎮静・麻酔薬など）も重要である。Electrical stormからの離脱にカテーテルアブレーションが有効な症例もある（Class記載なし）。

Our Discussion

　このelectrical stormへの対処は日本循環器学会のガイドラインに記載されているとおりと言えます。むしろもっと重要なことは、書かれていることをどれだけ迅速に実行できるかということに尽きるのかもしれません。つまり、論じるよりも、発生時に迅速な救急蘇生処置と（同時に）評価することなのです。重要な評価項目として

　　①急性虚血　　②心不全悪化　　③電解質異常
　　④薬物　　　　⑤甲状腺機能亢進　⑥感染

の有無などがあります。これらの因子がある場合には、それがelectrical stormとの関連があるか、原因なのかを問うことなく、速やかに積極的に介入する…これしか道は残されていません。

Electrical storm…
可能性のあるリスクにはすべて速やかに介入する

このelectrical storm、そもそもその発生頻度はどの程度と考えられているのでしょう。ICDがまだこの世になかったころ、各医師が散発的に経験していただけなのでそれに関する統計もなかったのですが、今ではICD装着患者におけるelectrical stormの頻度が多数報告されています。

ICD装着患者のelectrical stormの頻度

著者	Electrical stormの定義	発生頻度(%)
Wood (1995)	24時間に3回を超えるVT	10
Villacastin (1996)	1回のVTに2回を超えるショック	20
Fries (1997)	1時間に2回を超えるVT	60
Credner (1998)	24時間に3回を超えるVT	10
Exner (2001)	24時間に3回を超えるVT	20
Sesselberg (2007)	24時間に3回を超えるVT	4
Arya (2006)	24時間に3回を超えるVT	14
Greene (2000)	24時間に3回を超えるVT	18
Bansch (2000)	24時間に3回を超えるVT	28
Stuber (2005)	2週間に3回を超えるVT	24
Hohnloser (2006)	24時間に3回を超えるVT	23
Verma (2004)	24時間に2回を超えるショックによるVTの停止	10
Brigadeau (2006)	24時間に2回を超えるVT	40
Gatzoulis (2008)	24時間に3回を超えるVT	19
Gaspariniv (2008)	24時間に2回を超えるVT	7

Indian Pacing and Electrophysiol J. 2011; 11: 34[66]

Electrical stormの定義が明確でなかった時代のものも含まれていますが、二次予防目的のICD植込み患者では10〜28％と想像以上に高い頻度で生じていることがわかります。一次予防目的のICD患者では、当然その頻度は低くなりますが、それでも約4％とされています。ICD装着患者を管理している病院では、それなりに日頃から対処法に慣れておく必要があることを示す数字でしょう。

ICD装着患者では、それなりに高い頻度でelectrical stormが発生し得る

ICD装着患者のうち、どのような患者がelectrical stormを起こしやすいのかについても多数の報告があります。関与する因子としてLVEF、年齢、腎機能障害、心房細動、心室遅延電位の存在、I群抗不整脈薬の使用などが挙げられていますが、どうも報告によってその因子が異なるようです。なぜこのように

なってしまうのか、それは考えればすぐに類推できます。Electrical stormは、死亡に直結する出来事ですが、医学的な観点からすると結果としての一時的な表現型に過ぎないからでしょう。一過性の表現型なのですから、電解質異常、交感神経緊張などの一過性の因子が大きく関与し、逆に臨床背景のような固定した因子はその脇役に置かれかねないということだと思います。

一過性の出来事には、一過性の因子が大きく関与している

　古くから、交感神経緊張は心室性不整脈のトリガーになることが知られています。従って、生命保護装置としての人工呼吸、経皮的心肺補助（PCPS）や大動脈内バルーンパンピング（IABP）は生命を保持するだけでなく、同時に交感神経緊張の低下を介してelectrical stormの治療になることでしょう。そして、それらとともに行う鎮静も同様の機序でelectrical stormの治療になるはずです。ただし、これらの根拠を文献上見つけることはできませんでした。当然のことなので、もはや公知の事実として受け止めるべきですね。

　では、薬物介入としての研究はあるでしょうか。病態として前向きに研究できるような状況ではないので、文献上も症例報告による成績がそのほとんどを占めています。ということは、薬物を用いる上で、その用量の設定は個別の状況に依存しており、一般的な原則を引き出すことはかなり難しいかもしれません。そのようななか、このelectrical stormでよく用いられる静注用β遮断薬ランジオロール（保険適用外）とアミオダロンについての報告がありますので紹介しておきましょう。

Electrical storm…本邦の臨床現場では
ランジオロール、アミオダロンが用いられている

　まず、ランジオロールから。これは保険適用外ですが、日本から、Ⅲ群抗不整脈薬抵抗性のelectrical stormに対する臨床効果が報告されています[69]。洞調律時に、平均LVEFが40％程度、収縮期血圧が約100mmHg程度の患者

42例を対象としています。ランジオロールの使用法は2.5μg/kg/分から開始して、VT/VFが再発するたびに忍容性があれば倍々で増量する、つまり、2.5→5→10→20→40→80μg/kg/分という使用法です。結果は、平均投与量7.5μg/kg/分で、33例（79％）の患者でelectrical stormから離脱できたとのことでした。速効型静注用のβ遮断薬という特殊性、そして倍々に増量するというプロトコールが奏功したのかもしれません。追試の臨床研究が望まれるところです。

次にアミオダロンです。このアミオダロンについてはレベルの高い臨床試験が行われています。そして、これが現在日本で用いられている静注薬としての用法・用量の1つの根拠となるのです。経口薬であるアミオダロンは十分に確立した治療法なのですが、効果発現が遅いという弱点があり、速やかな対処を要するelectrical stormに対しては向いていないと言えるでしょう。そこで、この臨床試験はアミオダロンを静注にすることによって①効果発現を速くできないか？ ②その場合の用量は？ という点を検討するために組まれた試験です。Electrical stormを呈した患者が、3群に振り分けられ、それぞれの群で次の用法・用量で投与されました[70]。

用量	点滴期間	投与速度
125mg/24時間	初期急速投与	18.75mg 10分以上
	負荷投与	0.125mg/分（0〜6時間）
	維持投与	0.065mg/分（6〜24時間）
500mg/24時間	初期急速投与	75mg 10分以上
	負荷投与	0.50mg/分（0〜6時間）
	維持投与	0.25mg/分（6〜24時間）
1,000mg/24時間	初期急速投与	150mg 10分以上
	負荷投与	1.0mg/分（0〜6時間）
	維持投与	0.5mg/分（6〜24時間）

では、3群における結果を示しましょう。アミオダロン静注開始10時間から48時間後までの1時間当たりの平均VT/VFの回数で示します。

アミオダロン投与後のVT/VF発生回数（1時間当たり平均回数）

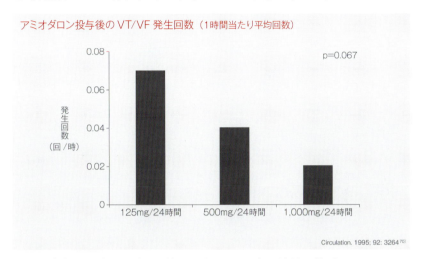

有害事象発生率は3群間で差はなく、このような結果に基づいて1,000mg/24時間群の投与法が確立し、日本ではさらに日本人の体重を考えて減量されています。

静注用アミオダロンの用法・用量は厳格な臨床試験に基づいている

　ここで見逃しがちであり、同時に重要なことを指摘しておきましょう。この臨床試験では、救済用のアミオダロン補助静注が許されていました。つまり、どうしようもないときには150mgのボーラス追加投与が可能で、いずれの群でもこの方法によって救済処置がなされていたことはあまり指摘されていません。3群ともに平均2回のボーラス投与がされていたということなので、このボーラス投与なしには先ほどの臨床試験成績はなかったと言えます。アミオダロンの効果発現は、たとえ静注薬にしても遅いのは事実なのです。従って、このボーラス投与は、アミオダロン静注を開始し始めた時期にはぜひとも必要なツールとなるでしょう。100頁の図中でも、4日目にボーラス投与がなされています。

静注用アミオダロンの用法・用量を遵守して投薬するだけでは不十分。
適切に、ボーラス追加投与を用いよう

　なぜこのボーラス投与が重要になるのか。それはこの薬物の薬物動態学的な特性にあります。分布容積（Vd）106 L/kg、タンパク結合率96％といずれも高いため、静注したアミオダロンは、その薬効を発揮する遊離体で血中に存在し続けることが難しいからです。静注されたアミオダロンは、そのほとんどがタンパクと結合することで薬効を発揮できず、さらに分布容積が大きいので血管外、組織内、特に脂肪組織、骨髄、肝臓など高濃度で分布する臓器へと移動していきます。体内で平衡状態になるまで移動し続けるので、どうしても投与初期には血中濃度は低下しがちです。しかも、その個人差は大きいことが知られています。だからこそ、個別にボーラス静注で血中濃度の維持を図らなくてはいけません。参考までにアミオダロンを経口投与した場合の、各臓器におけるアミオダロン濃度を示します。脂肪組織にずいぶん移動していっていると感じることができるでしょう。

アミオダロンおよびデスエチルアミオダロンの組織中濃度

	アミオダロン (μg/g)	デスエチルアミオダロン (μg/g)	アミオダロン/デスエチルアミオダロン比
脂肪	570.4	147.7	3.86
心臓（心室）	51.3	111.1	0.46
骨髄	233.3	113.9	2.05
肺	106.6	523.9	0.20
肝臓	232.4	881.3	0.26
脾臓	116.9	451.1	0.26
腎臓	88.5	153.8	0.58
副腎	121.9	353.6	0.35
甲状腺	28.0	98.2	0.29
リンパ節	466.6	182.5	2.45
骨格筋	21.3	38.6	0.55
精巣	79.1	223.6	0.35

Heart Vessels. 2002; 16: 154[71]

Electrical storm を見たら・・・

● 迅速な救急救命処置と評価がすべて

● 介入できる因子はすべて介入：特に一過性要因が重要

● 鎮静、人工呼吸、血行動態維持は、electrical storm の治療となる：
　積極的に施行する

● 薬物として用いるランジオロール、アミオダロンは、その用い方
　に習熟すべし

第3章

chapter three
抗血栓療法のトピックス

● 抗血栓療法のトピックス

抗血小板療法中の抗凝固療法どうする？

心房細動の脳卒中予防に抗凝固療法が必要なことは自明ですが、患者が抗血小板薬をすでに服用していた場合にどうしましょう。

日本ではそもそも、アスピリンを代表とする抗血小板薬が一次予防目的で投薬されていることが多いのが実情です。いったい何の目的で投薬されているのか不明な場合もあります。そんなとき、もし自分が抗血小板薬を中止した直後に何かのイベントが生じれば、それがたとえ偶然であっても（おそらくそうでしょう）、後味が悪いことは間違いないので、抗血小板薬の中止には躊躇してしまいがちです。

二次予防目的としての抗血小板薬投与は、冠動脈疾患患者およびアテローム血栓性脳梗塞既往患者に行われますが、この場合は抗血小板薬を中止できないと考えるのが普通です。では、心房細動を合併したらどうしましょう。普通に考えれば、抗血小板薬も抗凝固療法も必要になりますが…。そもそも、この脳と心臓という全く異なる疾患の二次予防と心房細動の合併に、全く同じ態度で臨んでよいのでしょうか。そして、循環器内科医としては、心房細動と冠動脈疾患の合併が悩ましいわけです。心房細動の側から見ても約10％の患者が冠動脈疾患を合併し、冠動脈疾患の側から見ても約10％の患者が心房細動を合併し、社会の高齢化はこの合併率を増加させます。そして、抗血小板薬と抗凝固薬の併用、そしてさらに高齢者と聞けば、大出血の発生にも気を遣わずにはいられません。

Guidelines

脳卒中治療ガイドライン2009[72]

- ワルファリンは非心原性脳梗塞に対してもアスピリンの代用となり得る

心筋梗塞二次予防に関するガイドライン（2011年改訂版）[73]

Class I
- 禁忌がない場合のアスピリン（81～162mg）の永続的投与（エビデンスレベルA）
- 冠動脈ステントを留置された場合の低用量アスピリンとチエノピリジン系抗血小板薬との併用（レベルA）

Class IIb
- アスピリン投与が禁忌あるいは困難である症例におけるPT-INR 2.0～3.0でのワルファリン投与（レベルB）

心房細動治療（薬物）ガイドライン（2013年改訂版）

Class IIb
- 冠動脈疾患を合併する患者で、経皮的冠動脈インターベンション（PCI）や外科的血行再建術を行う際の抗血小板療法と抗凝固療法の併用（レベルC）

Our Discussion

　ヒトは太古の昔から、出血と闘ってきました。最近でこそ「血栓症」が恐れられる時代になりましたが、江戸時代まではむしろ失血死こそが恐れられていたでしょう。そして、その失血死を予防するため、ヒトに備えられた機構が血小板と凝固カスケードであることは誰もが知っています。その重要な2つの機構を抑制してしまう抗血小板薬と抗凝固薬の併用が、大出血の危険を増加させることは自明です。小さな出血で終わるはずのものまで、すべて大出血に誘導してしまいます。まず初めに、ワルファリン時代に得られた抗血栓薬併用療法の出血リスクを示します。

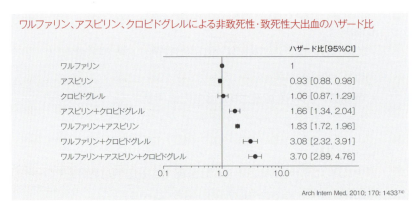

　これを見ると、併用療法はできるだけ避けたほうがよいことが一目瞭然です。「混ぜるな、危険」という言葉が当てはまります。だから、何の目的で処方されているかわからない一次予防目的の抗血小板薬は、抗凝固療法を始めるにあたり中止するというのが正しいのです。

抗凝固療法を開始するとき、それまで服用していた一次予防目的の抗血小板薬は中止する

　一方で、二次予防の場合はどうしましょう。簡単に抗血小板薬を中止すると、動脈硬化性の脳梗塞や心筋梗塞を起こしてしまうのではないかという不安が残ります。しかし都合のよいことに、脳卒中の二次予防に関しては、ワルファリンがアスピリンの代用になり得るとされています。その根拠は、非心原性

脳梗塞既往を有する患者を対象に、脳梗塞＋死亡を主要評価項目として、ワルファリンとアスピリンを比較したWARS試験です。その結果を示しましょう。

脳卒中二次予防に対するワルファリンとアスピリンの効果（WARS試験）

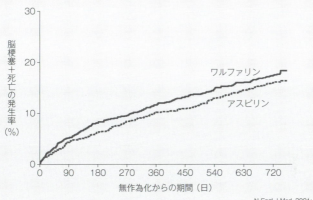

N Engl J Med. 2001; 345: 1444[75]

ちなみに、大出血はワルファリン群2.2%、アスピリン群1.5%で有意差はないとされています。主要評価項目に関しては、どうもアスピリンに分がありそうな…。これはプロトロンビン時間国際標準比（PT-INR）のコントロールによるところが大きいのです。そこでPT-INR別の発生率を示しましょう。

脳卒中二次予防に対するワルファリンのPT-INR別効果（WARS試験）

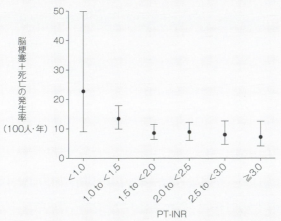

N Engl J Med. 2001; 345: 1444[75]

心房細動で必要とされるPT-INRを満たす限りにおいては、ワルファリン開始時に、アテローム血栓性脳梗塞の二次予防目的に処方されたアスピリンを中止することは妥当です。

抗凝固療法開始時に、アテローム血栓性脳梗塞の二次予防目的に処方された抗血小板薬は中止可能

　では、冠動脈疾患ならどうでしょう。脳梗塞の場合とよく似た設定の臨床試験があります。急性心筋梗塞患者を対象とした二次予防の試験で、主要評価項目は死亡＋再梗塞＋脳梗塞です。

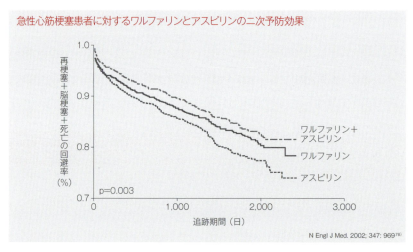

急性心筋梗塞患者に対するワルファリンとアスピリンの二次予防効果

N Engl J Med. 2002; 347: 969[76]

　見てのとおり、ワルファリン群がアスピリン群より優れていたことがわかります。実際に、再梗塞、脳梗塞ともにワルファリン群が優れていました。この図では、ワルファリン＋アスピリンが最も良く見えますが、ワルファリンにアスピリンを加えた際の効果の差は有意でないとされています。

　このように、自然の血管では、脳であれ、心臓であれ、ワルファリンはアスピリンのような効果を持つようです。頭の中だけの考えですが…「ワルファリンはトロンビン産生を抑えることによって、トロンビン受容体刺激を抑制することで抗血小板効果を発揮する」と想定すれば、アスピリンがトロンビン受容体

以下の情報伝達系を抑制している効果までカバーしてしまうと考えることもできるわけです。

自然の血管では、ワルファリンがアスピリンを兼ねる効果を持つ

ところが問題は、この試験が1990年代の、まだステントが使われていなかった時代に行われたものだということです。つまり、ステントが使われていない限り、ワルファリン開始に伴いアスピリンは中止できるのですが、今の日本では、冠動脈疾患に対してステントが使われていないことのほうがむしろまれです。

そこで、ステントを用いた場合の臨床試験が必要になりますが、ステント血栓症に関してはことごとくワルファリンの分が悪いという歴史があります。ベアメタルステントを用いた数々の試験結果をまとめたものを眺めてみましょう。アスピリン＋チエノピリジン系抗血小板薬の併用（DAPT：dual antiplatelet therapy）が圧倒的に有用であることを示しています。

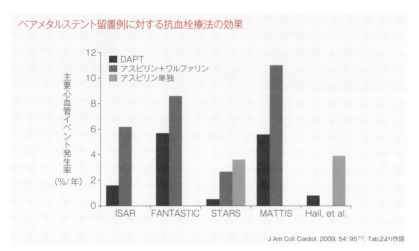

ベアメタルステント留置例に対する抗血栓療法の効果

J Am Coll Cardiol. 2009; 54: 95[77]．Tab.2より作図

ただ、ここで1つ疑問に思うのは、ワルファリン＋アスピリンという組み合わせは何度も確かめられていますが、ワルファリン＋チエノピリジン系抗血小板薬の組み合わせがないということです。

ベアメタルステント時代に、ワルファリン＋チエノピリジン系抗血小板薬の組み合わせは検証されていない

いずれにせよ、これらを見てしまうと、DAPTが行われている患者の抗血小板薬は、たとえ抗凝固療法を開始したとしても中止ができなくなります。そこで、心房細動を合併した場合、DAPTに抗凝固療法を加えることにならざるを得ません。いわゆるtriple therapyですが、その効果をDAPTのみの場合と比較してみましょう。抗凝固療法を必要とするステント治療患者を対象とした臨床研究で、「Triple therapyでの発生率」－「DAPTでの発生率」の差を表しています。

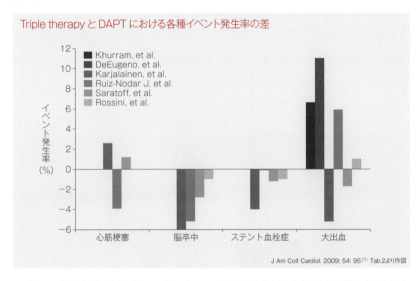

Triple therapyとDAPTにおける各種イベント発生率の差

J Am Coll Cardiol. 2009; 54: 95[77] Tab.2より作図

左の3項目が血栓性イベント、右の1項目が大出血ですが、両者を比較したとき、ベネフィットとリスクの関係は判然としません。一方で、全体として大出血の増加は確実なようで、「混ぜるな！危険」はこの図でも表現されていると思います。この結果は、血栓塞栓症の予防では、単純に"The more, the better"ではなく、"The less, the better"であることを示しているようです。

抗血栓療法は、いつでもどこでも「混ぜるな！危険」

つまり、「必要最小限」を求めるという方向を探る必要があるのです。The lessに当たるものは、薬物の種類・量・投与期間ということになります。

　3種類の抗血栓療法を混ぜなければならないという前提ならば、①DAPTの期間を可能な限り短くする、②抗凝固療法の強度を治療範囲内でありながらも低めに保つ、ということが考えられるわけですが、①の期間は未確定です（ステント材質の改良により短縮できるという趨勢は確実ですが）。②は、PT-INRの許容範囲がおよそ0.5程度の幅（1.5〜2.0）となってしまい、すべての患者で行うことは不可能です
　ちなみに本邦でなされた観察研究では、心房細動でかつステント治療を受けた患者では、強度の弱いワルファリン治療を加えたtriple therapyでは脳卒中が予防できなかったことが示されています[78]。

Triple therapyを前提とすると、およそ不確定・不可能な治療となってしまう

　さて、困りました。しかし、ここで1つの可能性がまだ残されています。薬物の種類を少なくする方法で、このなかにまだ1つ十分に試されていないものがあるからです。そう、ワルファリン＋チエノピリジン系抗血小板薬という組み合わせです。「ワルファリンがアスピリンを兼ねるなら、triple therapyからアスピリンを除いても効果は変わらないだろう」という考え方は、"The less, the better"にも沿います。また、ワルファリンがアスピリン様の効果を持つならば、ワルファリン＋クロピドグレルはDAPTと同じことになります。この仮説を検討した臨床試験がWOEST試験です。この試験では、抗凝固療法を必要とする患者に対するステント治療後抗凝固療法を継続したまま、クロピドグレル単独群とDAPT群のアウトカムを比較しています。つまり、ワルファリン＋クロピドグレルとtriple therapyの比較になります。

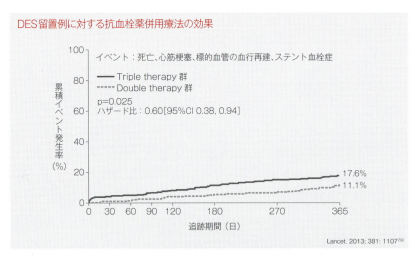

DES留置例に対する抗血栓薬併用療法の効果

イベント：死亡、心筋梗塞、標的血管の血行再建、ステント血栓症

Lancet. 2013; 381: 1107[79]

　ワルファリン＋クロピドグレル群で出血が少なかったのは当然です。そして、頭の中の基礎的な考え方が正しいかのように（本当にそうかどうかはわかりませんが）、この群でのステント血栓症はtriple therapyに比べて増えないばかりかむしろ減少することが観察されたのです。この減少は何によるものかまだ不明です。個人的には、おそらく出血が生じたときに抗血栓薬を中止せざるを得ないということが関与していると見ています（132頁参照）。まだ、十分な症例数ではありませんが、これは有望な抗血栓療法であることは間違いありません。

"The less"という考え方には、薬物投与の期間・薬物強度以外に、薬物の種類という観点がある

　なお、ここで示した臨床研究はステント挿入後急性期のものばかりです。DAPTの必要な期間が過ぎれば抗血小板薬単剤にすることが可能ですが、その場合でもワルファリン＋抗血小板薬という併用は残ったままですから、まだ出血は少ないとは言えません。この抗血小板薬は、自然の血管の場合と同じように抗凝固療法施行中なら中止できるのかどうかはまだ未確定なのです（おそらく、ステントの内面をすっかり内皮が覆っていれば可能だと思いますが、個別の症例で確認しようがないですね）。

では、最近よく用いられるようになったNOAC（non-vitamin K antagonist oral anticoagulants）ではどうなのでしょう。これについては、まだ全くと言ってよいほど、この課題にアプローチした臨床試験の結果がありません（現在進行形です）。NOACに、果たしてワルファリンのような抗血小板効果があるのかどうかさえわかりません。幾つかの状況証拠だけ挙げておきましょう。

この図は心房細動患者が対象ではありません。急性冠症候群患者を対象にステント植込みの有無にかかわらず、抗血小板薬にNOACを加えた効果を図示したものです。

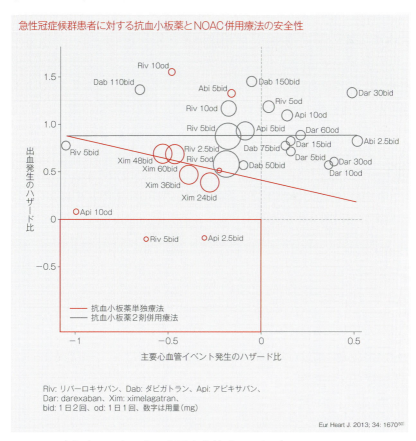

NOACを加えることによる主要心血管イベント（MACE：major adverse cardiovascular events）発生率の増減、出血の増減効果が示されています。黒

い円がNOACを用いたtriple therapyになりますが、心房細動用量を用いたものではことごとく出血が著明に増加することがわかるので、NOACを用いたtriple therapyは非現実的でしょう。逆にMACEが少なく、出血も少ないという領域（赤四角）を見ると、アスピリン＋（通常の心房細動用量より低い）NOAC低用量しか見当たりません。心房細動用量より少ない用量では、心房細動の脳卒中予防が期待できないことはワルファリンのこれまでの研究が示しています。なお、クロピドグレル単独＋NOACの組み合わせはまだ確かめられていません。少なくともここからうかがえることは、NOAC通常用量を用いたtriple therapyはなかなか勧めにくいということです。

NOACを用いたtriple therapyは危険だろう

そして、心房細動患者を対象とした大規模臨床試験のサブ分析もさまざま行われていますが、この課題に対する回答を得るには限界があります。
(1) RE-LY試験、ARISTOTLE試験で、NOAC服用患者をアスピリンの併用の有無でアウトカムを比較すると、心筋梗塞・脳梗塞などの虚血性イベントはアスピリン併用で低下せず、出血が顕著に増加していた。DAPT使用患者数は極めて少なく、評価できない[81),82)]。
(2) RE-LY試験、ROCKET AF試験、ARISTOTLE試験では、NOAC＋抗血小板薬における大出血発現率は、ワルファリン＋抗血小板薬に比べ同等ないし減少した[81)～83)]。ただし、このワルファリン群のコントロールは、通常のPT-INR治療範囲が設定されており、そもそも大出血が増加することが予想される場面で日常臨床行う現実の治療との比較とは言えない。

NOACを用いた大規模臨床試験でのサブグループ分析には限界がある

最後に、このようななか欧米の循環器内科医はどのように考えているか、アンケート調査の結果を見てみましょう。揺れ動く心理が垣間見えます。心房

細動患者にPCIを行った場合、その後の抗血栓療法をどうするかというアンケートです。

PCI後の抗血栓療法をどうするか？（アンケート）

治療戦略	回答、N=184
抗血栓薬3剤併用療法 1年間	29.9%
抗血栓薬3剤併用療法 1ヵ月 その後経口抗凝固療法とアスピリン	13.6%
抗血栓薬3剤併用療法 1ヵ月 その後経口抗凝固療法とクロピドグレル	29.3%
WOESTに準じた治療： 抗凝固薬とクロピドグレルを12ヵ月	27.2%

Clin Cardiol. 2014; 37: 103[84]

　ちなみに、抗凝固療法の選択はPCI前と同様（53％）／ワルファリン（38％）／NOAC（8.8％）ということでした。まさしく回答がないということを象徴しています。

抗血小板療法中の抗凝固療法は・・・

- 抗血栓薬を単純に重ねることは極めてリスキー。Triple therapyはむしろ禁忌に近いと考えたい

- ステント治療されていない血管であれば、抗凝固薬は抗血小板薬を兼ねる

- 抗血栓薬を重ねざるを得ないときには、"The less, the better"と心得る

● 抗血栓療法のトピックス

透析患者の抗凝固薬、どうする？

心房細動患者全体から見れば、そのうち透析患者が占める割合は少ないでしょう。しかし、透析患者から見ればその4分の1が心房細動を合併し[85]、洞調律患者でも年間約5％ずつ新たに心房細動を発症するとされており[86]、「透析患者における心房細動診療」は大きな医療課題なのです。実際、循環器専門病院でも時折透析患者の心房細動に遭遇します。で、「心房細動といえば、まず脳卒中予防のための抗凝固療法から」なのですが、ここでハタと困るわけです。

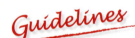

各薬剤添付文書

透析患者ではワルファリン・NOACともに、その投与は原則禁忌である。

血液透析患者における心血管合併症の評価と治療に関するガイドライン[87]

心房細動に対する安易なワルファリン治療は行わないことが望ましいが、ワルファリン治療が有益と判断した場合にはPT-INR＜2.0に維持する（2C）。

Our Discussion

透析患者に対する抗凝固療法に関する観察研究の結果から出発しましょう。1998年から2007年の間にカナダのオンタリオ・ケベック州で、心房細動を合併した入院透析患者（1,626例、平均年齢75歳）を対象として、脳卒中、大出血の頻度が調査されました[88]。このうち約半数がワルファリン投与を受けており、ワルファリン投与が脳卒中（出血性脳卒中を除く）、入院を要する出血に与える影響が示されています。

	ハザード比 [95%CI]	
	調整後	propensity score マッチング後
脳卒中：	1.14 [0.78, 1.67]	1.17 [0.79, 1.75]
出　血：	1.44 [1.13, 1.85]	1.41 [1.09, 1.81]

後ろ向き研究由来のバイアスは逃れ得ませんが、リスク因子で補正したり、propensity scoreマッチングで背景因子をそろえたとしても、ワルファリンは脳卒中を減らさず、大出血を増加させるだけという惨憺たる結果でした。

通常、心房細動患者におけるワルファリン投与は、約60〜70％脳卒中を減少させる、つまりハザード比として0.3〜0.4になるとされているわけですが、全く異なる結果なのです。この論文で示された興味深いレビューを示しておきましょう。

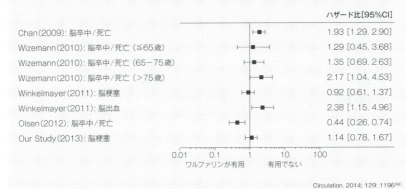

透析患者におけるワルファリン投与の影響

	ハザード比[95%CI]
Chan(2009): 脳卒中/死亡	1.93 [1.29, 2.90]
Wizemann(2010): 脳卒中/死亡（≦65歳）	1.29 [0.45, 3.68]
Wizemann(2010): 脳卒中/死亡（65-75歳）	1.35 [0.69, 2.63]
Wizemann(2010): 脳卒中/死亡（＞75歳）	2.17 [1.04, 4.53]
Winkelmayer(2011): 脳梗塞	0.92 [0.61, 1.37]
Winkelmayer(2011): 脳出血	2.38 [1.15, 4.96]
Olsen(2012): 脳卒中/死亡	0.44 [0.26, 0.74]
Our Study(2013): 脳梗塞	1.14 [0.78, 1.67]

Circulation. 2014; 129: 1196[88]

透析患者におけるワルファリン投与が脳卒中に与える影響をハザード比として示したものです。透析例では、ワルファリン投与が脳卒中を減少させるという報告は1つしかなく（しかもこの研究では他の研究に比べ、患者年齢が若いのが特徴です）、3つの研究で脳卒中予防効果を見いだせず、さらに3つの研究では脳卒中がかえって増加するかもしれないという結果です。あらためて知ると驚きます。

抗凝固薬の添付文書や透析学会のガイドラインはやはり正しい

　私たちは、一般人口における心房細動の疫学、その脳卒中におけるインパクト、さらに抗凝固療法による予防効果をよく知っています。だから、この常識をすべての病態に外挿して当てはめてしまいがちです。しかし、これまで心房細動に関する大規模臨床研究のほとんどで透析例は除外されているか、もしくは占める割合が非常に少なかったのが実情です。となると、「一般人口における心房細動の常識」が透析例で通用するかどうかから確認しておく必要があります。

一般人口における心房細動の常識は透析例に通用するか？

(1) 心房細動が脳卒中に与える影響

一般人口では、心房細動は脳卒中を4～5倍増加させることが知られていますが、透析例ではどうなのでしょう。幾つかの観察研究を見ると、透析例で心房細動が脳卒中に与える影響は、一般人とは大きく異なるようです。Am J Nephrol. 2001; 21: 35[89]あるいはAm J Kidney Dis. 2008; 51: 255[90]では、透析患者において心房細動の有無で脳卒中の頻度に有意差がないとしています。有意差があるという報告を探してみても、Kidney Int. 2010; 77: 1098[91]ではハザード比1.79、Ann Epidemiol. 2013; 23: 112[92]ではハザード比1.26と、一般人口における4～5倍という数字とかけ離れています。さらに、透析例で生じる脳卒中はその中身が、一般人口のそれと異なることも知られています。透析

患者全体における虚血性と出血性脳卒中の比率は、4.5：1と出血性脳卒中の割合が欧米の一般人口のそれより高いとされています。

(2) 心房細動が死亡率に及ぼすインパクト

一般人口でも心房細動が生命予後悪化因子であることは知られており、これは透析患者においても同様です。ハザード比もほぼ同様で1.6〜2.3程度と一般人口で報告されているものに近いと言えます。しかし問題は、死亡率の数字そのものにあります。透析例における心房細動診断後の死亡率は、1年30％、2年50％、5年80％と、一般人口と大きく異なります[93]。このような高い数字を前に、脳卒中予防だけを追加してどれだけ死亡率を下げられるかというとはなはだ疑問です。つまり、脳卒中を起こす前に、他の原因による死亡があり得るということも考慮する必要があるでしょう。ちなみに、日本の透析例における死因を示しましょう。心不全と感染症が大半を占めています。

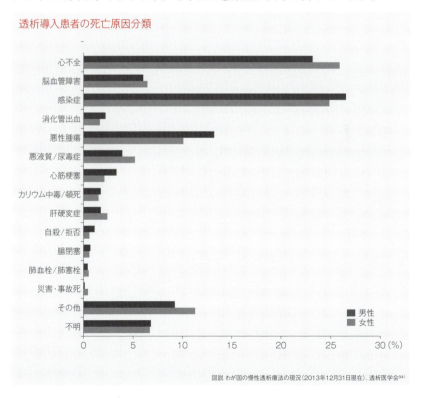

図説 わが国の慢性透析療法の現況（2013年12月31日現在）．透析医学会[94]

(3) リスクスコアの妥当性

一般人口で用いられる層別化スコアが、そのまま透析患者すべてに同じように当てはまるかどうかはまだ十分に確認されていません。$CHADS_2$スコア、あるいはHAS-BLEDスコアを透析患者に応用したという研究は数が少なく、そのなかには$CHADS_2$スコアでは説明できないという報告もあるほどです[91]。ようやく、最近になって台湾からの報告がリスクスコアの有用性を示していますが、追試が必要でしょう。

一般的な心房細動に関する常識は、透析患者に通用するとは限らない

私たちが心房細動で知っていて当然とする常識が、透析例で当てはまる保証がない以上、「心房細動の脳卒中予防」=「抗凝固療法」という図式を簡単に応用してよいのかどうかははなはだ疑問です。

とはいっても、透析患者における心房細動研究を調査すると、その限界が大きいことも事実です。
  ①すべてが観察研究であり、無作為化比較研究がない
  ②ワルファリン投与の有無だけが記載されているだけで、PT-INRに関する情報、コントロールの質に関する情報に欠けている。

つまり、さまざまのバイアスを逃れられず、かつワルファリンのコントロールの質を無視した効果判定になっているわけで、結論はまだ将来にあると言えます。

「血液透析患者における心血管合併症の評価と治療に関するガイドライン」[87]では、「ワルファリン治療が有益と判断した場合にはPT-INR 2.0未満に維持する」と書かれています。現実にはどうすればよいでしょう。

透析患者では、血小板機能が低下しているばかりか、血圧コントロールも難しい例が多いことは周知の事実です。いずれも、抗凝固療法の出血性イベントを増加させる因子です。透析患者における目標PT-INRが不明な状況では、心持ち弱めにしておくことは許され、それがPT-INR 2.0未満という表現になっているのではないでしょうか。

透析患者の抗凝固薬は・・・

- 臨床的に生命予後が悪いと予想される患者では、抗凝固療法を見送る

- 短期的な予後が良好と考えられる患者では、抗凝固療法を考慮する

- PT-INRは甘めに（1.5〜2.0程度）コントロールしてよい

● 抗血栓療法のトピックス

抗凝固療法中の大出血の意義

抗凝固療法中の大出血といえば…ワルファリン時代は出血性脳卒中の存在に悩まされ続けました。ワルファリン服用中の出血性脳卒中は極めて致死率が高く、そんな1例を経験してしまうと「もう二度とワルファリンは使わない」という気持ちがよぎるほどでした。しかし、今やNOACを用いることができるようになり、この出血性脳卒中の頻度は低下すると予想されます。しかし、NOACが格段に優れた安全性を獲得したわけでもないのです。抗凝固療法の適応患者が拡大し、服用患者数はますます増加するこの時代に、抗凝固療法中の大出血はむしろ頻度として増えると考えられないでしょうか。そうであれば、抗凝固療法を行う上で、大出血について何を知っておくべきでしょう。

Guidelines

心房細動治療(薬物)ガイドライン(2013年改訂版)[24]

Class I
- 一般の救急処置（エビデンスレベルC）
- ワルファリン療法中の出血性合併症の重症度に応じたワルファリン減量～中止（重症度が中等度か重度）と必要に応じたビタミンK投与（レベルC）
- ヘパリン投与中の出血性合併症の重症度に応じたヘパリン減量や中止、およびプロタミンによる中和（レベルC）

Our Discussion

そもそも実際の臨床で、抗凝固薬服用中の大出血がどの程度の頻度で生じるのでしょう。当然、患者背景によって異なるはずですが、ここでは単純に年齢別に見ておくことにします。

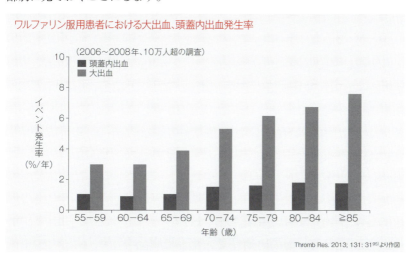

ワルファリン服用患者における大出血、頭蓋内出血発生率

Thromb Res. 2013; 131: 31[95] より作図

心房細動患者の平均年齢から考えると、平均で約4〜5%/年と見積もることができるでしょう。これはワルファリン服用中の大出血ですから、NOACが使えるようになると、このうち頭蓋内出血は減少すると予想されるのですが、大出血は頭蓋外にも生じ、これが高齢化社会ではますます問題になるでしょう。果たしてNOACではどうなのか…。実際の臨床現場でのデータはまだ不十分なので、大規模臨床試験の結果を見てみます。

高齢化社会では、抗凝固療法中の大出血は大きな課題

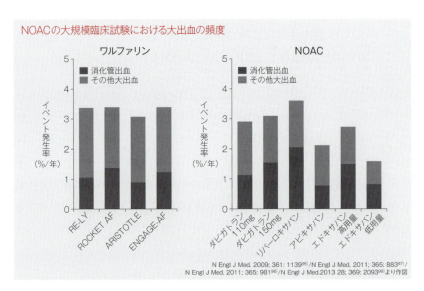

NOACの大規模臨床試験における大出血の頻度

　治験ですので、選択された患者を対象に、かなり厳格に外来観察や採血がなされていることを考慮する必要がありますが、約3〜4%/年の大出血発生率なので、ワルファリンとの間にそれほど大きな差異を見出すことはできません。また、ワルファリン時代の課題であった頭蓋内出血はかなり回避できるはずですが、消化管出血についてはワルファリン時代と同じように生じていることもわかるでしょう。

ワルファリンがNOACに代わっても、
私たちはそれなりの高い頻度で大出血に出会う

ガイドライン・教科書にはワルファリン服用中の大出血については対処方法が書かれていますが、NOACについて明確なことは書かれていません。現在、それぞれのNOACに対する拮抗薬が開発中なのですが、今は「ないものはない」としか言えず、NOAC服用中の大出血は「一般の救急処置」で対応する…「え、そんな…」と言われそうなフレーズです。

　では、この大出血、「一般の救急処置」で対応すると、どのような結末を迎えるのでしょうか。ワルファリンやNOACを用いた大規模臨床試験の結果を見てみましょう。意外と、「大出血」という言葉ですまされていて、その後の経過にはあまり注目が集まっていないようですが…。

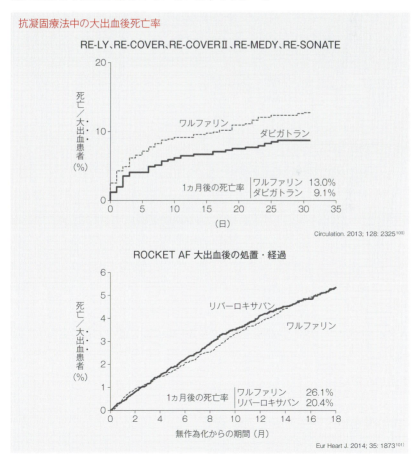

抗凝固療法中の大出血後死亡率

抗凝固療法中の大出血の意義

抗血栓療法

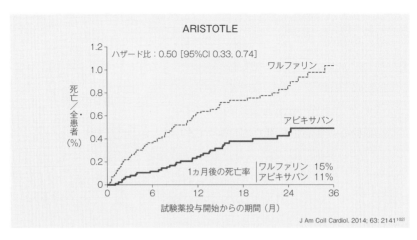

J Am Coll Cardiol. 2014; 63: 2141[102]

それぞれの臨床試験で縦軸と横軸が異なることは注意してください（何を縦軸にして、横軸にするかで、そこから受ける印象って大きく変わるんだな〜と気づきます）。結局のところ、ワルファリンでも、NOACでも、大出血するとその後の1ヵ月間の死亡率は約10%にも上るということが3つの臨床試験で一致しているのです。

抗凝固療法中の大出血…
1ヵ月後の死亡率が10%にも上る

　このような数字を見ると、大出血後に「通常の救急処置を行う」だけでは心許ありません。そして、たとえ抗凝固作用を打ち消す拮抗薬があったとしても、次なる試練が待ち受けているのです。そもそも、血栓塞栓症のリスクが高いからこそ抗凝固薬を用いているわけです。大出血が生じるとその凝固作用を打ち消したり、あるいは中止せざるを得ないわけですが、当然血栓塞栓症のリスクは抗凝固薬の中止により一時的にさらに増大するはずです。大出血時には局所の止血機構が亢進するので、これまで以上に血栓塞栓症のリスクが高まるのです。

大出血を起こすと、さまざまな意味で血栓塞栓症を来しやすくなる

ワルファリン時代には、次のような観察研究が報告されています。ワルファリン服用中に消化管出血を生じ、止血後早期にワルファリンを再開した群とワルファリン再開を行わなかった群の臨床経過を比較した研究です[103]。ワルファリンの再開は、消化管出血後4日が中央値（2〜9日）だったということです。ワルファリン再開を早期に行わなかった（あるいは行えなかった）患者では、その後の血栓塞栓症発生率、死亡率が極めて高いことがわかります。

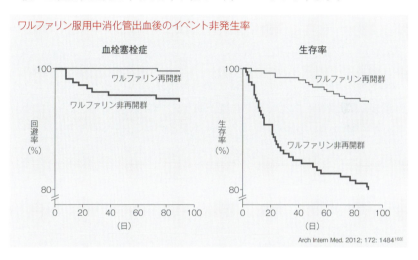

ワルファリン服用中消化管出血後のイベント非発生率

　大出血は、抗凝固療法の中止を介して血栓塞栓症発生率・死亡率の上昇を招くことを忘れてはいけません。

抗凝固療法中の大出血、進むも難し、退くも難し

　実際に最近の研究では、出血が心房細動患者の予後規定因子であることが示されています。欧州で心房細動患者を登録し、その後1年間の経過を追った研究で、出血の有無が血栓塞栓症発生率、死亡率を約2倍増加させる有意な独立規定因子であったことが示されています[104]。なんと、悪性腫瘍と同程度ということに気づくと、その重要性がわかるはずです。

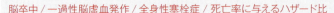

脳卒中／一過性脳虚血発作／全身性塞栓症／死亡率に与えるハザード比

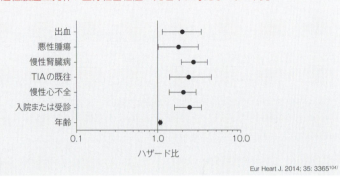

Eur Heart J. 2014; 35: 3365[104]

　抗凝固療法を行う際には、あらかじめ「大出血」という落とし穴にはまらない努力を今まで以上にしておく必要があります。今のところ、「一般的な救急処置」以外に適切な対応はできないのですから…。

抗凝固療法中の大出血の意義とは・・・

- ●抗凝固療法中の大出血は年間数％生じ、これは生死にかかわることを十分に認識する

- ●大出血後にできる工夫がない以上、抗凝固療法を施行する際には大出血させない工夫が重要

第4章

chapter four

冠動脈疾患のトピックス

● 冠動脈疾患のトピックス

虚血性心筋症の血行再建で心機能はどうなる？

"Stunned myocardium（気絶心筋）"という用語を聞いたことがあると思います。あるいは"hibernating myocardium / hibernation（冬眠心筋）"という用語を聞いたことがあるかもしれません。心筋壊死は起こしていないものの、虚血が原因となって心筋の収縮性が低下することを意味する言葉ですが、両者の違いはどこにあるのでしょう。

Stunned myocardiumは急性虚血が生じたものの壊死から逃れ、その後血流が再灌流されているにもかかわらず収縮性が低下している心筋、hibernationは、血流は維持され、壊死していないものの、慢性的な血流不足のため収縮性が低下している心筋と理解しています。

Stunned myocardiumは急性冠症候群の再灌流時によく見られる現象です。PCIによって再灌流すれば、このような心筋の収縮性は後からじわじわと回復するでしょう。急性虚血によって生じた一過性の障害はある一定期間残存するものの、やがては正常化するものと理解されます。では、hibernationはどうでしょう。これも慢性的な虚血を解除すれば、時間はかかっても収縮性が改善するはずと考えるのが妥当かもしれません。何しろ、心筋はnecrosis（壊死）でなく、viable（残存している）なのですから。そう単純に考えていると、予期しない反応を示す症例に出会うことがあります。

Guidelines

慢性心不全治療ガイドライン（2010年改訂版）[2]

冠動脈バイパス術

Class I

低左心機能を伴い、高度心筋虚血が証明されている重症多枝病変患者（エビデンスレベルB）

解説には、「虚血性心疾患における低左心機能は、高度虚血による場合には、血行再建術で改善が期待できる。したがって、虚血による冬眠心筋（Hibernating myocardium）であるか、梗塞心筋であるかを、心筋シンチ検査、ドブタミン負荷心エコー図検査、最近の造影MRI検査等を用いた判定が重要である」と記載。

Our Discussion

　急性冠症候群では、stunned myocardiumが課題となりますが、これはできるだけ早期に再灌流できてしまえば、「果報は寝て待て」です。古いデータですが、実際に急性冠症候群にPCIを行い、その後再狭窄が生じなかった群と生じた群における平均1ヵ月後のLVEFを見た報告があります[105]。

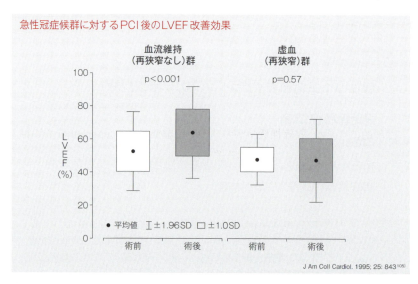

　左は、再狭窄がなかった、つまりPCI後十分な血流が維持されていた例ですが、1ヵ月待っているだけでLVEFが改善しています（右は再狭窄があり、再び虚血が生じた例です）。急性冠症候群では、一過性にLVEFが低下したとしても、それはすべて壊死した心筋が原因というわけではなく、いまだ生きている心筋までもが収縮性低下の原因の一部であり、再灌流により十分な血流が維持されればLVEFは回復するという、stunned myocardiumの概念に一致する経過です。

Stunned myocardiumは簡単だ。早期に再灌流してあげればよい

　次の問題は、慢性虚血によって心筋の収縮性が低下している「虚血性心筋症」です。これは、hibernating myocardiumを考えることになります。「え、これの何が問題？　血行再建して虚血を解除してあげれば当然収縮性は回復するでしょう」と答えたくなるはずです。しかし、それなら、この世界で「虚血性心筋症」はもっと少なくなるはずだとも思うのです。そう思いませんか？　あるいは、それはすべて、もうviableな心筋のない虚血性心筋症なのでしょうか。頭の中では、hibernating myocardiumは血行再建で正常化するはずと理解できるのですが、臨床現場を見ると、何かまだ判然としていないところがあるように感じま

す。そして、実際にガイドラインでは、「改善が期待できる」という微妙な言い回し（「改善する」とは言い切れない）が使われていることにも気づきます。

Hibernating myocardiumは、臨床現場でそう簡単ではない

　論理的に考えて、収縮性低下がすべて慢性虚血によるhibernationならば、それを解除してあげれば収縮性が改善しない理由は見当たりません。実際に、Echocardiography. 2011; 28: 570[106)]では、左前下行枝の強度狭窄病変に対するPCI前後で左室strainを評価していますが、収縮期・拡張期ともに改善すると報告されています。まさしく、hibernating myocardiumの概念に一致します。LVEFで見ればどうでしょう。Am J Cardiol. 2001; 88: 624[107)]では、虚血性心筋症患者に対する血行再建により、平均LVEFは術前27％から、21ヵ月後に37％にまで改善した（血行再建を行わなかった群では26％にとどまった）としています。たとえ、LVEFが改善しなかったという報告を見ても、それは計算上のもので、左室収縮末期容積、左室拡張末期容積は有意に減少するという報告があります[108)]。さらに、安静時のLVEFは改善する場合が多いが、たとえ安静時LVEFが改善しない症例でも、ストレス時のLVEFは大幅に改善している（下図）[109)]という報告もあり、これらの報告に疑義を挟む余地は全くありません。一方で、このような報告から、hibernating myocardiumの改善を、

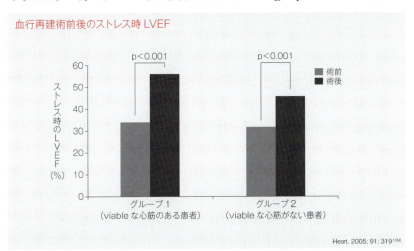

血行再建術前後のストレス時LVEF

単純な安静時LVEFの改善の有無だけで判断してはいけないという知恵も授かります。

Hibernating myocardiumの収縮性が、血行再建により改善したとする報告は多い

　加えてさらに…LVEFはあくまでもサロゲートマーカーに過ぎないので、真のエンドポイントではどうなのかという課題についても、すでに報告されています。J Am Coll Cardiol. 2002; 39: 1151[110]で報告されたメタ分析では、viableな心筋が存在する虚血性心筋症では、血行再建により内科療法に比較して1年死亡率が79.6％（！）も低下し、この死亡率の低下作用は術前のLVEFが低いほど顕著であるとしています（逆に、viableな心筋のない虚血性心筋症に血行再建した場合は、内科療法との間で違いがありませんでした）。この報告におけるベースラインのLVEFと血行再建による死亡率低下の関係を示しますが、圧倒的な説得力があります。

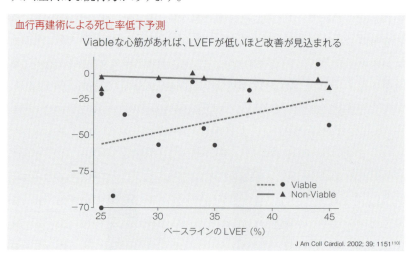

血行再建術による死亡率低下予測

J Am Coll Cardiol. 2002; 39: 1151[110]

　ここで、逆に血行再建をしてもLVEFは改善しなかったという報告を無理やり探すと…見つけることはできるのですが、どうでしょう。PCI、CABG、内科治療で10年後のLVEFの経過を見たところ、その間に差はなかったというものです。

血行再建術および内科治療10年後のLVEF

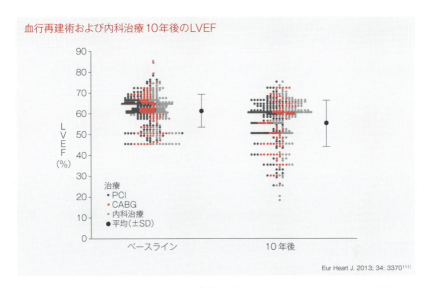

確かに差はないのですが、それはもともとLVEFが高かったためと考えるのが妥当です。ちなみに、この報告で、10年間のLVEF低下を決める因子は、新たな虚血イベントであったということですから、二次予防の重要性を指摘するのがこの報告の目的だったようです。

ここまで見てみると、この章のテーマはすでに課題がない、片づいたと思うに違いありません。私もそう思っていました。検査の手法はさまざまあるものの、虚血性心筋症と考えられる症例では、viableかつ慢性虚血にさらされた心筋があるかどうかを検査し、存在する場合には、積極的に血行再建を行えば、LVEFが改善し、その当然の結果として生命予後が良くなる、という考え方です。時々そのような経過にそぐわない例もあったけれども、それは特殊な例外、あるいは血行再建前に行う検査結果判断が誤っていたためと考えていました。

すべてを俯瞰して、虚血性心筋症でviableな心筋がある場合の血行再建に死角はないはず？

しかし2011年、この当然の常識が揺らぐような大規模臨床試験の結果が報

告されたのです。有名なSTICH試験です[112]。この大規模臨床試験、自ら幾つかの臨床試験を企画し、また多くの大規模臨床試験に対して解説したことのある私にとっても、極めて複雑なプロトコールです。それというのも3つのクリニカル・クエスチョンに答えようとしたからなのですが…。この複雑さからもたらされる、さまざまな限界点はさておき、まず3つのクリニカル・クエスチョンと、この試験によるそれぞれへの回答を示しておきましょう。この試験は、LVEF 35％以下の虚血性心筋症患者を対象として、3つの群に振り分け、全死亡率を主要エンドポイントとしています。クリニカル・クエスチョンは下記のとおりです。

(1) Viableな心筋の存在を検出するために、SPECTやドブタミン負荷心エコーを行うことは、その後の死亡率を予測することになるか？
(2) CABGによる血行再建と内科治療の間に死亡率の差はあるか？
(3) CABGに左室形成術を加えると死亡率は減少するか？

　いずれのクリニカル・クエスチョンに対しても、これまでの常識から考えて「Yes」と答えたくなります。しかし、このSTICH試験は、驚くことに、このいずれに対しても「Yes」という回答を導き出せなかったのです。非常に複雑な臨床試験のため、解釈にもさまざまな限界があり、多くの討論がなされています。私にも何が妥当かわかりません。ただし、総括的に見て、妥当なクリニカル・クエスチョンに対してよく練られたプロトコールであり、そのプロトコールに基づいた正当な結果であるということは揺らぎようがありません。

　さて、そのなかで本章のテーマは、先に示したクリニカル・クエスチョンの(2)に当たります。少し詳しく見てみましょう。Viableな心筋を有する低心機能、虚血性心筋症1,212名の患者が、内科療法とCABG群に振り分けられました。主要エンドポイントの結果を示します。

虚血性心筋症患者に対する内科治療と血行再建術の予後比較

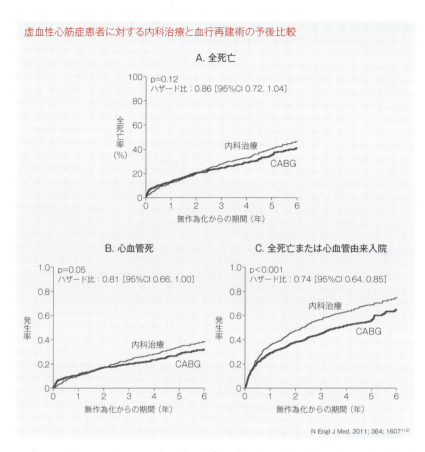

N Engl J Med. 2011; 364: 1607[112]

　全死亡率として、CABG群で低い傾向にありましたが、統計学的に有意な差はありませんでした（A）。もっとも、心臓血管死、あるいは全死亡に心血管由来の入院を加えた二次エンドポイントでは、CABG群で有意に減少しており（B, C）、不整脈分野で衝撃を与えた有名なCAST試験、AFFIRM試験のような完全なネガティブという結果ではありません。期待したCABG群における有利さが、予想したほど大きくなかったな〜というあたりでしょうか。

　残念ながら、本試験についてはサブグループ分析がまだ十分報告されておらず、本章のテーマである心機能は、両群でどのようになったのかがまだ示されていません。

STICH試験で、hibernating myocardiumに対する血行再建の効果が、予想されたほどのものでなかったのはなぜか？

　このSTICH試験の結果を見て、これまでの常識が決して覆されたわけではないと感じます。むしろ、臨床現場で若干の謙虚さや反省を求めた結果であると捉えたほうがいいように思うのです。そもそもよく考えてみると、正常、stunned、hibernating、necrosisと、あたかもその境界が明瞭であるかのように理解していましたが、それほど境界明瞭なものなのでしょうか。おそらく生体内では連続的な病態のはずでしょう。不安定狭心症と急性心筋梗塞の境界が明瞭であると思われていた時代がありました。今や、連続的な病態であることが理解され、急性冠症候群という病名が出現したのと同じです。Hibernating＝viableなので、虚血解除により必ずnormalizeすると考えるのはあまりにことを単純化し過ぎているように感じます。Hibernatingのなかでも限りなくnecrosisに近い病態があり、虚血を解除しても回復しない場合がある一方で、限りなくstunnedに近い（慢性ではなく急性虚血が繰り返されている）病態もあり、虚血解除により速やかに回復する…こんな考え方もあってもいいのではないかと感じます。

Normal、stunned、hibernating、necrosisの境界はそれほど明瞭か？

　さらに、虚血解除は医療介入です。医療介入によるさまざまなデメリット、つまり介入自体による収縮能の低下ということも、まれにあるかもしれません。どの程度収縮能が回復するのか、そのベネフィットと、医療介入による収縮能低下の可能性、そのデメリットの相対評価が必要かもしれない…このようにも考えられるでしょう。ある総説に描かれていた「収縮性非回復の理由」と題されたダイアグラムを示します。「虚血性心筋症の収縮能を虚血解除により回復させる」という当たり前の医学常識の裏には、さまざまな予測できない要素があることを教えてくれています。

医療介入によっても心筋の収縮性が回復しない理由

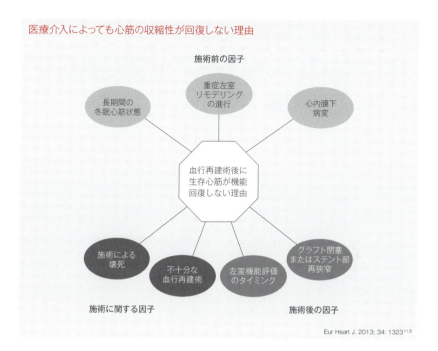

Eur Heart J. 2013; 34: 1323[113]

虚血性心筋症の血行再建は・・・

● Stunned myocardiumは単純。早期の血流再開を

● Hibernating myocardiumもほぼ妥当。血行再建に踏み切ろう

● しかし、hibernating myocardiumは、その結果を見て反省すべき症例があるかもしれない。そこから何かを学びたい

● 冠動脈疾患のトピックス

PCI後のフォローアップCAGにどんな**意味**がある？

　私が研修医だったころと比較して、冠動脈インターベンションの世界は大きく進歩・飛躍しました。単純にバルーンで狭窄部位を膨らませるという時代から、ベアメタルステント（BMS）を挿入するという変革が起こりました。この時代はステント挿入部の再狭窄率が高いことが課題でしたが、drug-eluting stent（DES）の時代になり、この再狭窄発生率が激減しました。代わって、再狭窄率よりずっと低率であるものの遅発性血栓性イベントの問題がクローズアップされましたが、今や第2世代のDESとなって遅発性血栓性イベントの発生率も極めて低く、これ以上低くすることはできないのではないか…と感じるほどです。そして今、生体吸収型ステントという新しい時代の足音が聞こえてきます。

　さて、ここで問題です。バルーン、BMSの時代には、その再狭窄率の高さから当然行う価値があるとされた、インターベンション後数ヵ月でのフォローアップ冠動脈造影（CAG）、今やこれほど再狭窄率の低い時代に行う意味はあるのでしょうか。

Guidelines

安定冠動脈疾患における待機的PCIのガイドライン（2011年改訂版）[114]

Class I

PCI後のルーチンフォローアップCAGは、再狭窄の検出と新規病変の発見に役立つが、適切な頻度と回数は未だ不明である。さらにその有用性を証明した報告もないが、我が国では一般に施行されている（エビデンスレベルC）

Our Discussion

ガイドラインで、「その有用性を証明した報告もないが、わが国では一般に施行されている」と書かれていることに、正直さを感じます。ちなみに、冠動脈病変の非侵襲的診断法に関するガイドライン（2009）[115]にも同じような表記があり、引用すると…

『一般に従来からのステント（baremetal stent：BMS）では，治療後6ヵ月以内に再狭窄の生ずる頻度は、20〜30％程度と言われている．他方、薬剤溶出性ステント（drug eluting stent：DES）の再狭窄が生じる頻度は、5〜10％という報告が多く、再狭窄率は大幅に低減したが、晩期ステント血栓症の存在が問題視されている。こうした状況のなか、今日に至るまで、インターベンション治療6ヵ月後までに再度観血的にCAGを行い、再狭窄の有無を確認することがエビデンスの実証なしにわが国の多くの施設で一般的となっている』

同じように、「エビデンスの実証なしに」と書かれているところに好感がもてます（好感度でガイドラインを語ると怒られそうですが…）。

エビデンスのないまま、慣習的にフォローアップCAGが行われているという観は否めない

ただ自分自身は、この「慣習的に」は好きです。人間にも物事にも、いつも慣性モーメントが働いています。そんな慣性モーメントの法則という大原則に逆らうと、ロクなことが生じないと思うからです。しかし、冠動脈インターベンションの大幅な発展をみた今の時代、あらためてフォローアップCAGについて考えてみることは重要なことだと思います。

人間、物事にはいつも慣性モーメントが働いている

それでは、「慣習的に」行われた古い時代から現在まで、冠動脈インターベンションを受けた患者にどのようなアウトカムが生じていたか、歴史として俯瞰してみましょう。

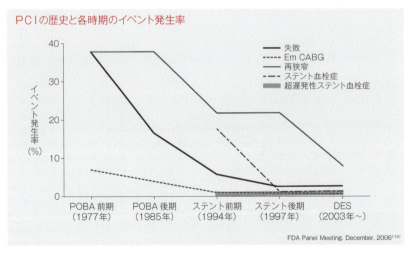

POBA（percutaneous old balloon angioplasty）の時代には、あまりにもさまざまなイベント発生率が高く、フォローアップCAGが通常の診療行為として

なされてきたのもうなずけます。そして、この図の一番右に示される2003年以降もステントは改良されています。この進歩する時代に、さらにどれほど改善したのか、35の臨床試験からなされたメタ分析で見てみましょう。

ステントの種類と再狭窄発生率の変遷

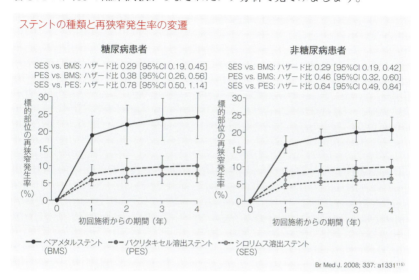

糖尿病の有無（左：糖尿病あり、右：糖尿病なし）で、TLR（target lesion revascularization）発生率を見ていますが、ステントの改良に伴って、再狭窄率がますます減少していることがわかるはずです。ステントがさらに改良されていくなか、この再狭窄率は基線に近づく…そうなると、再狭窄の有無を検出するためルーチンにフォローアップCAGを行う意義は、ますます失われていくと考えるのが普通でしょう。

再狭窄の有無を検出するためのフォローアップCAGは無駄が多い時代になった

では、今行われているフォローアップCAGは単なる慣習で、ステントの改良とともにどこかの時点で「エイヤッ」と中止すべきなのでしょうか。再狭窄だけを見ていたら、そのような気になってしまいますが、次の図を見たらどう思うでしょう。先ほどのメタ分析の論文からですが、心筋梗塞発症率を表したものです。

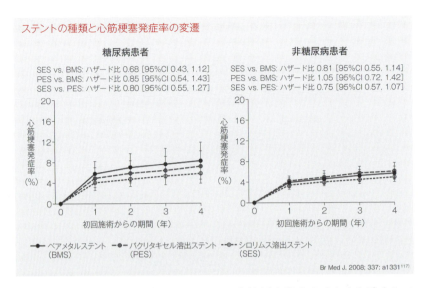

ステントの種類と心筋梗塞発症率の変遷

再狭窄率はあれほど激減していたのに、心筋梗塞発症率はあまり減少していません。理由はもちろん1つではありません。さまざまな要因がかかわって、このような結果になっているのでしょう。

再狭窄率は激減しても、アウトカムとの間に乖離がある。アウトカムが劇的に向上していない以上、フォローアップCAGを中止してよい、とはなかなか言えないだろう

そう、今やフォローアップCAGは、target lesionの再狭窄の有無をチェックするためのものではないのです。患者アウトカムに関与する何か他のものを見つけ出すための検査と考えたほうがよいと思います。おそらく、その患者アウトカムに関与する因子は多様とならざるを得ず、何かこれだけを見ていればよいという単純な検査にはならないでしょう。患者個別にその将来を揺るがすものはないかという「鳥の眼」で、CAGでしか得られない情報を見つけ出すのです。

すでにフォローアップCAGの目的は、reconstructionされている

かといって、すぐに頭に思い浮かぶイベントである「ステント血栓症」を

チェックするためのフォローアップCAGはあり得ません。ステント血栓症はおそらく急速に生じるものですから、ルーチンのCAGでキャッチできるわけがありません。だからこそ、「鳥の眼」がなければ、フォローアップCAGにも意味がなくなる…内科医としての経験に基づいた総合的視野が必要になったと感じます。

こう言ってしまうと何やら不可解すぎるので、フォローアップCAGで注意すべき点を例として3つ挙げておきましょう。1つ目は…当初は有意狭窄でなかったはずの冠動脈に、新たな動脈硬化の進展が高頻度で見られるという点です。つまり、ステント治療を行った部位とは全く異なる部位に有意狭窄を生じる確率が、予想以上に高いという事実があります。まずは海外からの成績、次に日本からの成績を示します。ステント治療部位とは異なる部位で治療を要した冠動脈狭窄の発生率です（図A・B）。

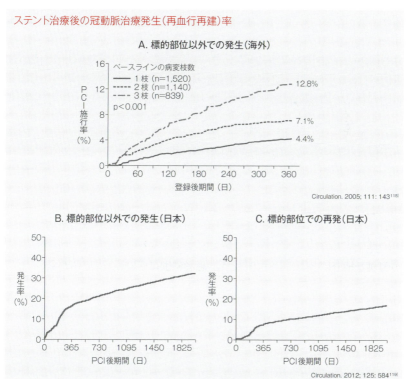

ステント治療後の冠動脈治療発生(再血行再建)率

海外の成績を見ると、PCI治療を行ってから1年以内に新しい冠動脈病変が生じる可能性が10％内外あり、それはベースラインの冠動脈病変枝数に依存しています。日本の成績では、海外の成績以上にこのような新規病変の発生が認められ（図B）、その頻度はTLR（図C）以上のものであることがわかるでしょう。そして、いずれの成績でも、PCI施行後時間が経過するにつれて、その発生頻度の増加が徐々に緩やかになることも感じることができます。私は、「PCIを行ったときにはまだ動脈硬化促進過程が残存し、そのときすぐに生活習慣や薬物で介入しても間に合わない『遺産効果』がある。PCI後初期にそのような遺産効果による新規病変が出現しやすい」と考えています。

PCI後1年間はそれまでの遺産効果があり、いくら生活改善や薬物的介入を行ったとしても、新たな冠動脈病変が出現しやすい

　このようなことがあることを知っていれば、それはフォローアップCAGを行う目的の1つになり得るでしょう。さらに…です。ステントが新しくなればなるほど、またこれまでとは異なる未解明の課題が生じ得る（遅発性ステント血栓症は1つのよい例です）という意識があれば、フォローアップCAGにも別の新しい目的が付与されると思うのです。その1つが、遅発性血栓症との関与も示唆されている"peri-stent contrast staining（PSS）"であり、もう1つがステントに生じる"neoatherosclerosis"です。

進歩したステントにも、いまだ未解決の課題が残されている…
peri-stent contrast staining、neoatherosclerosis

　Peri-stent contrast stainingは、ステント外への造影剤の染み出し所見のことで、遅発性血栓症を生じた患者に高率に見られる（34％）[120]とされていますが、その原因や意義はまだ不明です。ちなみに、PCI施行症例の2.5％に観察されたという報告がありますが、この報告でフォローアップCAG後のTLR率がPSS

の有無別に示されているので紹介しておきましょう[121]。PSSが認められた患者では、再度の治療介入が多く生じていることがわかります。

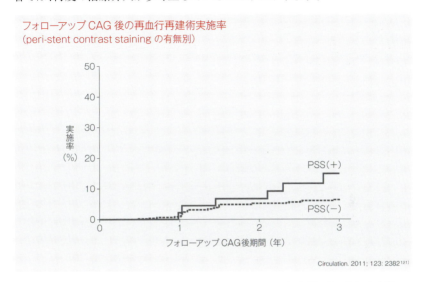

フォローアップCAG後の再血行再建術実施率
（peri-stent contrast staining の有無別）

Circulation. 2011; 123: 2382[121]

PCI後の新規病変については述べましたが、ステント内腔面に生じた新しい動脈硬化病変がneoatherosclerosisと呼ばれています。この進展は、BMS留置例よりDES留置例で、高率かつ短期間で惹起されやすいことが報告されています。その成績を示します。

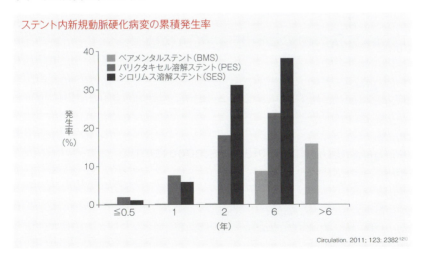

ステント内新規動脈硬化病変の累積発生率

Circulation. 2011; 123: 2382[121]

PCI後のフォローアップCAGにどんな意味がある？

冠動脈疾患

153

POBAからBMS、DES、さらにDESの進化へと、冠動脈インターベンションの進歩は著しく、そのなかでフォローアップCAGの役割も変化している…そして、その目的は「再狭窄」から、「未知の課題」へ、私はそのように感じています。

PCI後のフォローアップCAGは・・・

- 進歩した冠動脈インターベンションの時代では、再狭窄の有無判定のために行っているのではない

- 新規病変の形成、peri-stent contrast staining、neoatherosclerosisなど、新しい時代に沿った目的意識の変化を

- 「鳥の目」で新たな課題を見つけよう

● 冠動脈疾患のトピックス

冠動脈石灰化は何を表す？

「冠動脈の石灰化」と単純に書きますが、その固さがどれくらい知っていますか？ 私は昔、心臓病理学に携わったことがあり、この石灰化の固さを身をもって知っています。この冠動脈石灰化は、メスやハサミで簡単に切れないことがあるくらい固いのです。固ければ固いほど、そこを頑張って切ると、そこには必ずといってよいほど狭窄病変がありました。さて、その当時から、胸部CT検査で偶然記録される冠動脈石灰化が、冠動脈疾患の合併と有意に相関することが知られていました。冠動脈CT検査が普及した現在、若手医師にとって、冠動脈石灰化は冠動脈CT検査のアーチファクトとして診断を難しくする厄介ものとして認識されているかもしれません。そこで、この冠動脈石灰化の意義をあらためてまとめておきましょう。

Guidelines

冠動脈病変の非侵襲的診断法に関するガイドライン (2009) [115]

無症状の高リスク症例に対する適応

Class Ⅱ b
中等度リスク群における単純CTによる石灰化スコア
（エビデンスレベルB）

Class Ⅲ
無症状の低リスク群における単純CTによる石灰化スコア
（レベルB）

（本文より）
無症状の中等度リスクの症例に単純CTによる石灰化スコア算出は、有効なことがある。石灰化スコアの臨床的な意義は次のように解説されている。
(1) 石灰化スコアが0であれば、不安定プラークを含む動脈硬化性プラークの存在を高い確率で否定できる
(2) 石灰化スコアが0であれば有意狭窄病変の存在を強く否定できる（NPV：95〜99%）
(3) 石灰化スコアが0であれば、今後2〜5年の心事故の可能性は低い（0.1%/年）
(4) 石灰化スコア＞0であれば、動脈硬化性プラークは存在する
(5) 石灰化の量が多ければ、男女ともに年齢に関係なく動脈硬化性プラークは多い。
(6) 冠動脈石灰化の総量は、動脈硬化性プラークの量と良く相関するが、それを過小評価している
(7) 石灰化スコアが高ければ（＞100）、今後2〜5年の心事故のリスクが高い（＞2.0%/年）
(8) 冠動脈石灰化の測定は中等度のリスクを有する患者においてそのリスク予測を改善できる。したがって中等度（1.0〜2.0%/年）のリスクを有する症例において、そのリスクの精密な評価のために考慮されるべきである
(9) 石灰化スコア＞0の患者において、さらに精査を行うかの決定は石灰化スコアのみを根拠にすることはできない。それは、石灰化スコアと狭窄の重症度との相関は低いからであり、病歴や通常の臨床基準によるべきである

Our Discussion

　非常によく書かれたガイドラインだと思います。あらためて…ここまでを知って冠動脈石灰化を評価しながら臨床を行っていたか、自省するところ多しです。現在、どうしても、結論を急いで冠動脈CT検査をオーダーするという日常臨床になってしまいがちです。冠動脈石灰化スコアは、そのついでに計算される「おまけ」という感じで捉えていました。

　この冠動脈石灰化のスコアが発表されたのは1990年、ずいぶんと昔です。このころまだ十分なコンピュータ化がされておらず、CT値 130unit 以上をスクリーニングし、それぞれの断面でCT値によるグレードと面積を掛け合わせ、すべてを足し算する（これがtotal coronary calcium scoreです）というかなりマニュアル的な方法論が記述されています。つまり、冠動脈石灰化が全くなければスコアは0、少しでも石灰化があれば0を超えるということになりますね。このtotal coronary calcium scoreは、報告者の名をとって、"Agatston score"とも呼ばれています。そこで原著論文から、このスコアの冠動脈疾患保有に対する感度、特異度を示しておきましょう[122]。

Agatston scoreの感度・特異度

N=584

年齢層	calcium score	感度 (%)	特異度 (%)	陽性的中率 (%)	陰性的中率 (%)
40–49歳	1	88	61	17	98
	25	71	87	34	97
	50	71	91	41	97
	100	47	94	42	95
	200	41	96	50	95
	300	18	97	60	93
	500	—	—	—	—
	700	—	—	—	—
50–59歳	1	96	28	38	94
	25	80	55	45	85
	50	74	70	53	85
	100	56	75	51	78
	200	50	86	63	79
	300	35	90	63	75
	500	28	94	68	74
	700	19	100	100	73
60–69歳	1	100	26	41	100
	25	97	46	47	97
	50	91	51	49	92
	100	89	63	55	91
	200	77	71	57	86
	300	74	81	67	86
	500	60	85	68	81
	700	49	91	74	78

J Am Coll Cardiol. 1990; 15: 827[122]

1990年に考案された冠動脈石灰化スコア、Agatston scoreは歴史と伝統に支えられている

　その後、幾度となくこのAgatston scoreは追試され、冠動脈疾患保有率や将来の冠動脈イベント発生率と密接に関連することが知られてきました。例えば、冠動脈造影を行った患者290名を対象に、冠動脈有意狭窄病変の有無をtotal coronary calcium score値から推定する感度・特異度が調査されています[123]。

　その報告では、感度・特異度の合計は、total coronary calcium score 170で最大になったということです（感度・特異度各々約80%。ただし、欧米人で

の成績であることに注意してください。年齢によって異なるのですが、日本人では100が閾値として用いやすいという報告があります[124]）。そして、この報告では、いわゆる動脈硬化危険因子のそれぞれにも増して、冠動脈疾患の強力な予測因子となった（下表p値に注目）ということなのです。

閉塞性冠動脈疾患に関連する因子
（ロジスティック回帰分析）

	閉塞性冠動脈疾患	
	オッズ比 [95%CI]	p値
年齢（10歳ごと）	1.95 [1.36, 2.80]	0.0003
性別	2.07 [1.03, 4.20]	0.04
HDL/総コレステロール比(1)	1.35 [1.10, 1.66]	0.004
トリグリセリド(1)	1.00 [0.99, 1.01]	0.87
家族歴	1.52 [0.81, 2.83]	0.19
高血圧	1.52 [0.84, 2.77]	0.17
糖尿病	3.16 [1.26, 7.93]	0.01
喫煙	1.57 [0.83, 2.96]	0.17
calcium score(200)	1.40 [1.21, 1.60]	0.0001

J Am Coll Cardiol. 1998; 32: 673[123]

Total coronary calcium scoreは冠動脈疾患保有の強力な予測因子であることが、何度も証明されている。

このtotal coronary calcium scoreは、現在の冠動脈疾患の有無を推定するだけではなく、将来の冠動脈狭窄病変の出現を予想することにも優れています。Total coronary calcium scoreをCT検査で評価した後、約1年半後に行われた冠動脈狭窄病変の有無が検討されています[125]）。

Total coronary calcium scoreが高ければ高いほど、将来の冠動脈狭窄病変の発生率、そして罹患枝数ともに増加することがわかるでしょう（次ページ図上）。冠動脈病変だけでなく、将来の冠動脈イベントや全死亡との関連性も報告されているのです[126]）。その結果も示しておきましょう（同図 下）。

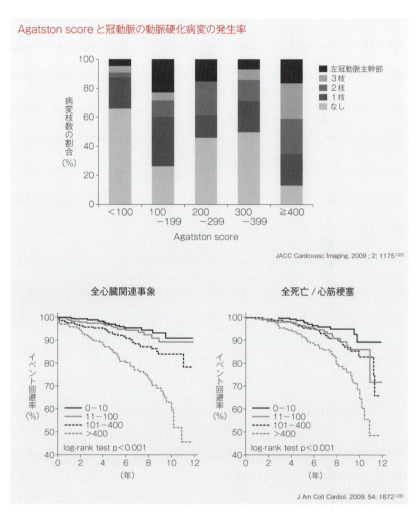

　ちなみに、この total coronary calcium score 計算のもととなるのは石灰化面積と石灰化を表す CT 値なのですが、それぞれが独立して将来の冠動脈イベント発生に関与することが証明されています。

調べれば調べるほど、total coronary calcium score は強力な診断・予測ツール。
歴史の中で生き残っているのはその証拠

しかし、日本の臨床現場では（自分も含めた心臓血管研究所でも）、このtotal coronary calcium scoreは意外と利用されていないようです。どうしてなのでしょう。おそらく冠動脈疾患の有無を診断するにはもっと手っ取り早い方法が幾らでもあるからかもしれませんが…。言い訳になりますが、もう1つ重要な理由があるようにも思います。それは、「いったい、このtotal coronary calcium scoreが、患者の何を反映しているのだろう」という疑問です。

そして、その答えを紐解いてくれる臨床研究があります。これはなかなか独創的な研究成果です。15年間にわたる生活調査やリスク因子を評価された患者に対して、冠動脈石灰化の有無を検討し、どのような因子が冠動脈石灰化の出現に関与していたかを見た報告です[127]。各リスク因子が冠動脈石灰化に及ぼす影響をオッズ比で表します。

冠動脈石灰化の出現に関連する因子の検討
（CARDIA Study 15年の調査）

N=2,756

Year 0 Risk Factors	最低限の調整 オッズ比 [95%CI]	多変量を調整 オッズ比 [95%CI]
年齢（5歳ごと）	2.54 [2.03, 3.18]	2.44 [1.93, 3.08]
白人	1.32 [0.99, 1.75]	1.62 [1.20, 2.19]
男性	3.35 [2.52, 4.46]	2.93 [2.16, 3.97]
喫煙	2.10 [1.58, 2.78]	2.17 [1.62, 2.91]
LDLコレステロール ≧130mg/dL	2.42 [1.83, 3.20]	2.23 [1.68, 2.98]
収縮期・拡張期血圧 ≧120/80mmHg	1.62 [1.21, 2.16]	1.52 [1.12, 2.06]
BMI ≧25kg/m²	1.81 [1.38, 2.38]	1.62 [1.21, 2.17]
HDLコレステロール <40mg/dL	1.46 [1.02, 2.08]	1.01 [0.69, 1.49]
血糖値 ≧110mg/dL	3.19 [1.29, 7.88]	3.04 [1.20, 7.68]

J Am Coll Cardiol. 2007; 49: 2013[127]

なんと、冠動脈石灰化は、すべての動脈硬化促進因子と密接にかかわり、どちらかといえば、その総和を見ているのではないかとも解釈できる結果です。頭の中で考えると、さもありなんと思うでしょう。そして、だからこそ、細かなところまで行き届く日本の医療では、この大雑把だけれども正しいという指標は用いられにくいのかもしれないと思うのです。日本人は私も含めて、個別の因子を細かく評価することが大好きです。大雑把な1つの指標というのはなかなか体になじみません（言い訳に聞こえるかもしれませんが…）。

冠動脈石灰化は、それまで患者が生きてきたリスク管理を、総体的に1つの数字として表現したものと言えないだろうか

このように考えれば、次のデータもよく理解できるでしょう。これは経年的に total coronary calcium score を検討した患者における冠動脈イベント発生率を見たものですが、ベースラインにおける total coronary calcium score 値ではなく、1年間のスコア増加度により冠動脈イベントの発生率が異なることを示しています。

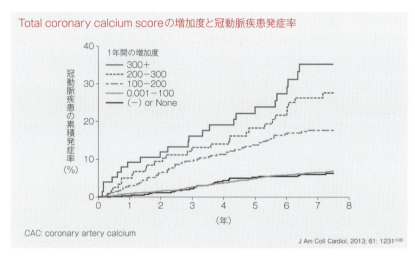

Total coronary calcium scoreの増加度と冠動脈疾患発症率

CAC: coronary artery calcium

J Am Coll Cardiol. 2013; 61: 1231[128]

1年間で数百も total coronary calcium score が増加する患者では、イベント発生率が特に高くなることが示されています。これ自体は素晴らしいデータなのですが、total coronary calcium score がリスク因子の管理を総合的に表しているものだと考えれば…リスク管理が甘いと total coronary calcium score が増加し、同時に当然冠動脈イベント発生率が増加する…つまり、直接の因果関係ではないかも、と理解できるようになることでしょう。

そして、この「リスク因子の管理の程度を総合的に表しているもの」であれば、この total coronary calcium score にも大きな弱点があるかもしれないと気づくはずです。それは、軟らかい plaque rupture など、ダイナミックに生じる現象を見逃してしまう可能性です。ここで、臨床的に冠動脈疾患が疑われ、冠

動脈造影が予定された患者に対する、total coronary calcium scoreと実際の冠動脈造影結果の関係が報告されているので、あらためて見直してみます。繰り返しますが、これまでの研究とは異なり「臨床的に冠動脈疾患が疑われた」患者に絞っているというところがミソです。

冠動脈造影の結果とtotal coronary calcium score

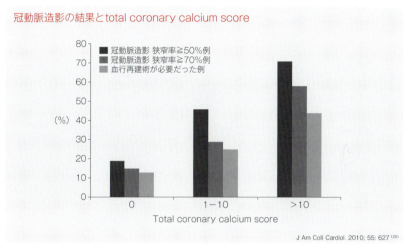

J Am Coll Cardiol. 2010; 55: 627 [29]

　Total coronary calcium scoreが高ければ高いほど冠動脈疾患保有率が高くなることは、これまでと同様の結果です。しかし、同時に気づくことがあるでしょう。それは、たとえ、total coronary calcium scoreがゼロ、つまり冠動脈石灰化が全くなくても、十数％もの患者に治療を要する有意な冠動脈狭窄病変が見つかったということです。十数％もの患者が見逃されれば、それはなかなか許される数字ではありません。そう、冠動脈石灰化は、状況が安定している患者で、総合的に長期的なリスク管理の程度を表す便利な物差しです。しかし、状況が不安定な患者では信頼度が低下する指標でもあるのです。

冠動脈石灰化は、長期的なリスク管理のサロゲートである限り、急性期の不安定な状況を反映できない可能性がある

　こうしてあらためて調査すると、ガイドラインの深みが味わえます。「無症状の中等度リスクの症例に単純CTによる石灰化スコア算出は、有効なことがある」およびそれ以下の文章を再度読むと、奥が深〜いと思いませんか？

冠動脈石灰化を評価する

- 1990年に発表されたAgatston scoreは、歴史と伝統に支えられた指標

- Agatston scoreは、総合的に見て、現在の冠動脈疾患保有率や冠動脈イベント発生を予測する有用な指標

- それは、このスコアが長期的なリスク管理を代表して1つの数字として表現できるからだろう

- ただし、その弱点は生体の持つダイナミックな変化を表現しづらいこと

冠動脈疾患

冠動脈石灰化は何を表す？

索引

あ行

悪液質 (cachexia) ……………… 33, 34, 36
アスピリン …………………………… 111-114
　―＋NOAC ……………………………… 120
　―投与禁忌 ……………………………… 111
　―の中止 ………………………………… 115
アテローム血栓性脳梗塞 …………… 110, 114
アミオダロン ………… 61, 62, 65-67, 79, 80
　―の組織中濃度 ………………………… 106
　―補助静注（ボーラス投与）…… 105, 106
アルギニンバソプレッシン (AVP) …… 12, 14
　―依存性 ………………………………… 45
　―亢進 …………………………………… 48
　―受容体拮抗薬 …………………… 14, 49
アルドステロン拮抗薬 ………………… 90, 94
アンジオテンシンⅡ ……………………… 45
安静時 LVEF …………………………… 139, 140
安静時心拍数 ……………………………… 53
遺産効果 ………………………………… 152
植え込み型除細動器 (ICD) ……… 80, 86, 91
植え込み型ループ心電計 ………………… 76, 77
運動時心拍数 ……………………………… 53
エリスロポエチン ………………… 16, 18, 19
塩分制限 ………………………………… 8-14
遠位尿細管 ………………………………… 47

か行

拡張型心筋症 …………………………… 89-99
　―の予後 …………………………………… 91
　―の予後規定因子 ……………………… 95
カテーテルアブレーション ……………… 101
カルペリチド ……………………………… 43
がん悪液質 ………………………………… 33
患者アウトカム …………………………… 150
慣性モーメント …………………………… 148
冠動脈
　―(有意)狭窄病変 …… 156, 158, 159, 163
　―CT 検査 ………………………… 157, 159
　―イベント ……………………… 158, 162
　―インターベンション ………………… 148
　―疾患患者 ……………………………… 110
　―疾患保有率 …………………… 158, 163
　―ステント ……………………………… 111
　―石灰化 ………………………… 155-164
　―造影結果 ……………………………… 163
　―バイパス術 …………………………… 137
　―病変枝数 ……………………………… 152

希釈性低ナトリウム血症 ………………… 9
気絶心筋 (stunned myocardium)
　………………………………… 136-138, 144
救急蘇生措置 ……………………………… 101
急性冠症候群 ……………………… 136-138
経皮的冠動脈インターベンション (PCI) … 111
経皮的心肺補助 (PCPS) ………………… 103
凝固カスケード …………………………… 112
虚血解除 …………………………………… 144
虚血性心筋症 ………………… 96, 138, 140
巨大陰性 T 波 …………………………… 81
近位尿細管 ………………………… 47, 48
クロピドグレル ……………………… 112, 117
　―＋NOAC ……………………………… 120
(外科的)血行再建術
　………………………… 111, 138, 140-142, 145
血小板 ……………………………………… 112
血小板機能 ………………………………… 127
血清浸透圧低下 ………………………… 48
血清タンパク ……………………………… 47
血栓症 ……………………………………… 112
血栓性イベント …………………………… 116
血栓塞栓症の予防 ……………………… 116
血栓塞栓症のリスク …………………… 132
血栓塞栓症発生率 ……………………… 133
原因不明の脳梗塞 (cryptogenic stroke) … 76
減塩 ………………………………………… 9
抗凝固療法の出血性イベント ………… 127
抗 K 症 …………………………………… 43
抗アルドステロン薬 …………………… 43, 45
交感神経活性 ………………………… 13, 47
交感神経緊張 …………………………… 103
抗凝固薬の中止 ………………………… 132
抗凝固療法 …………………………… 110, 116
　―中の大出血 …………………… 128-134
　―の強度 ………………………………… 117
抗血小板薬＋NOAC ……………… 119, 120
抗血小板薬 2 剤併用療法 (DAPT) … 115, 116
抗血小板療法と抗凝固療法の併用 … 110-121
抗血栓薬 ………………………………… 110
　―併用療法 ……………………………… 112
高度虚血心筋 …………………………… 137
抗利尿ホルモン不適合分泌症候群 (SIADH)
　………………………………………… 12, 14

さ行

サイアザイド(系)利尿薬 …………… 43, 45, 48
再灌流 ……………………………… 136-138
再狭窄 ……………………………… 137, 138, 145
再狭窄率 …………………………………… 150
左室 strain ……………………………… 139
左室拡張末期容積 ……………………… 139
左室機能評価 …………………………… 145
左室形成術 ……………………………… 142
左室収縮末期容積 ……………………… 139
左室内狭窄 …………………………… 81-83
左室リモデリング ……………………… 145

左室流出路狭窄	82
サルコペニア (sarcopenia)	35
酸素飽和度低下	26
ジギタリス	8, 62, 65
糸球体ナトリウムろ過量	48
ジゴキシン	61, 62, 67, 93
止血機構	132
持続性心室頻拍	79
失血死	112
収縮不全による心不全	61
自由水	9, 12-14
主要心血管イベント（MACE）	119
周期性呼吸 (Cheyne-Stokes 呼吸)	26
心筋ダメージ	97
腎血流	48, 49
心原性脳梗塞	73-75
人工呼吸(器)	103
心室性不整脈	103
心室遅延電位	102
心室中部狭窄	83
心室肥大の程度	84
心室瘤	83
心臓悪液質	33-41
心停止蘇生例	79
心尖部肥大型心筋症	81
心尖部瘤	83
心内膜下病変	145
心拍出量増加	48
心拍数コントロール	52-59, 61, 62, 65
心拍数の下限	55
心拍数の上限	55
心不全患者のQOL	21, 22
心不全患者の低栄養	39
心不全患者の貧血	15-23
心不全時の心拍数コントロール	67, 68
心不全の時系列的視点	62
心不全の予後	62
心房細動患者の予後規定因子	133
心房細動の心拍数	59
水分制限	8-14
睡眠呼吸障害	24-32
睡眠時無呼吸症候群	24
頭蓋内出血	130
ステント血栓症	115, 118, 150
スピロノラクトン	43
生体吸収型ステント	146
石灰化スコア	156, 163
石灰化面積	160
造血作用抑制	22

た行

体液量減少	47
待機的電気的除細動	61
大出血	116
体表面微小電位	85, 95
大動脈内バルーンパンピング（IABP）	103
ダルベポエチン	16, 20, 21
単純CT	156
タンパク結合率	106
チエノピリジン系抗血小板薬	111
遅発性血栓性イベント	146
遅発性(ステント)血栓症	152
中枢性睡眠時無呼吸 (CSR-CSA)	26-29, 31
腸管うっ血	47
鎮静・麻酔薬	101, 103
低栄養（心不全患者の）	39
低心機能	137
低ナトリウム血症	12, 48, 49
低用量アスピリン	111
適切ショック (appropriate shock)	86, 87
鉄剤静注	17
電気的除細動	61, 62, 65
透析患者	
—における心房細動研究	126
—における目標 PT-INR	127
—に対する NOAC	122
—に対するワルファリン	122, 123
—の抗凝固療法	122-127
—の生命予後悪化因子	125
—の心原性脳梗塞	124
洞調律維持（治療）	61, 74
動脈灌流圧低下	13, 14
動脈硬化性プラーク	156
動脈硬化促進因子	161
冬眠心筋 (hibernating myocardium)	
	136-140, 144
突然死	78-88
—の一次予防（拡張型心筋症）	91
—の一次予防（肥大型心筋症）	79
—の家族歴	84
—の危険因子	79
—リスク評価	85
ドブタミン負荷心エコー	142
トルバプタン	14
トロンビン産生	114
トロンビン受容体刺激	114

な行

ナトリウム	
—再吸収	13, 44-48
—貯留	12, 44, 45, 48
—排泄	45, 46
—排泄性利尿薬	12
—排泄予備能	49
—ろ過量	48
ニフェカラント	101
二相式気道陽圧呼吸療法（ASV）	31, 32
入院時BNP	75, 76
尿細管腔	46, 47
脳梗塞急性期のBNP	76
脳卒中の二次予防	112, 113

は行

非虚血性心筋症	96
非持続性心室頻拍	79, 84, 89-99
非ジヒドロピリジン系Ca拮抗薬	61
非心原性脳梗塞	111
肥大型心筋症	78-88
肥大型心筋症の生命予後	80
貧血(心不全患者の)	15-23
不安定プラーク	156
フェリチン値	17
フォローアップ冠動脈造影(CAG)	146-154
不適切ショック	87
フロセミド	43
プロタミン	129
プロトロンビン時間国際標準比(PT-INR)	113, 114
プロベネシド	48
分布容積(Vd)	106
ベアメタルステント(BMS)	115, 146
ベアメタルステント留置例	153
閉塞性睡眠時無呼吸(OSA)	25, 27-30
ヘンレ上行脚	45, 46, 48
ヘンレ下行脚	45
ポリソムノグラフィー(PSG)	25, 26

ま・や・ら行

慢性虚血	141
水貯留	45, 47
水排泄	45
ミネラルコルチコイド受容体拮抗薬	93
無症候性心房細動	71-77
薬剤溶出ステント(DES)	146
輸血	15
ランジオロール	65, 66, 103, 104
利尿薬	42-49
利尿薬の薬理作用	44
ループ(系)利尿薬	43, 45, 46, 48
臨床電気生理試験	85
レジスタンストレーニング	41
レニン-アンジオテンシン-アルドステロン系(RAAS)活性	13

わ

ワルファリン	111-117
ワルファリン+クロピドグレル	117, 118
ワルファリン+抗血小板薬	118
ワルファリン+チエノピリジン系抗血小板薬	115, 117
ワルファリン服用中の大出血	130, 131, 132

A

ACE阻害薬	40, 90, 93
AF-CHF試験	64
AFFIRM試験	73
Agatston score	157
apnea	26
apnea-hypopnea index(AHI)	26
ARB	93
ARISTOTLE試験	120
ASV(二相式気道陽圧呼吸療法)	31, 32
AVP	→ アルギニンバソプレッシン

B・C・D

barorefex sensitivity	95
BMS(ベアメタルステント)	115, 146
―留置例	153
CABG	142, 143
cachexia(悪液質)	33, 34, 36
CAG(フォローアップ冠動脈造影)	146-154
CANPAP試験	31
$CHADS_2$スコア	126
Cheyne-Stokes呼吸(周期性呼吸)	26
CIBIS-Ⅱ試験	40
CONUTスコア	38, 39
COPERNICS試験	40
CPAP(continuous positive airway pressure)	30, 31
CSR-CSA(中枢性睡眠時無呼吸)	26-29, 31
CT値	157, 160
DAPT(抗血小板薬2剤併用療法)	115-118
DES留置例	153
DES(薬剤溶出ステント)	146

E・F・G・H

Electrical storm	100-106
―の評価項目	101
FAIR-HF試験	17
Framingham研究	62, 63
functional capacity	21
GNRIスコア	38, 39
HAS-BLEDスコア	126
hemodilution(血液希釈)	22
hibernating myocardium(冬眠心筋)	136-140, 144, 145
HR variability	95
hypopnea	26

I・J・L・M

IABP(大動脈内バルーンパンピング)	103
ICD	
―植込み術	79
―装着患者	102

―のエビデンス（拡張型心筋症） ………… 96
―の生命予後改善効果（拡張型心筋症） …… 96
―の適切作動 …………………………… 97, 98
―の頻回作動 …………………………… 101
―の不適切作動 ………………………… 97
Ⅰ群抗不整脈薬 …………………………… 102
J CARE-CARD試験 …………………… 15, 17
J-Land試験 …………………………… 65, 66
long R-R ………………………………… 58
LVEFの改善 …………………………… 141
MACE（主要心血管イベント） ………… 119
muscle wasting ………………………… 35

triple therapy（3剤併用療法） ……… 116-120
TWA ………………………………… 85, 95
viableな心筋（生存心筋） …… 136, 138, 140-145
VT（心室頻拍）/VF（心室細動） ……… 100, 105
WARS試験 ……………………………… 113
WOEST試験 …………………………… 117

β

β遮断薬
  ―（心不全） ………………… 13, 61, 65-69
  ―（不整脈） ………… 65-69, 90, 93, 101-104
  ―の予後改善効果 ……………………… 69
βラクタム系抗生物質 …………………… 48

N・O・P・Q

Na$^+$/K$^+$-2Cl$^-$共輸送 ………………………… 45
necrosis（壊死） ………………… 136, 144, 145
neoatherosclerosis …………………… 152, 153
NOAC ……………………… 119, 128, 130
  ―服用中の大出血 ……………… 130, 131
  ―を用いたtriple therapy ……………… 120
NSAID …………………………………… 48
NSVT検出頻度 …………………………… 91
OSA（閉塞性睡眠時無呼吸） ………… 25, 27-30
PCI …………………………………… 111
  ―後の抗血栓療法 ……………………… 121
PCPS（経皮的心肺補助） ……………… 103
peri-stent contrast staining（PSS） …… 152, 153
PGAスコア ……………………………… 17
plaque rupture ………………………… 162
PNIスコア ……………………………… 38, 39
POBA ………………………………… 148
PSG（ポリソムノグラフィー） ………… 25, 26
PT-INR ………………………………… 120
  ―の許容範囲 ………………………… 117
QOL（心不全患者の） ………………… 21, 22

R・S・T・V・W

RAAS（レニン-アンジオテンシン-
  アルドステロン）活性 ………… 13, 47, 48
RAAS阻害薬 …………………………… 46
RACEⅡ試験 ………………………… 53-57
RE-LY試験 …………………………… 120
ROCKET AF試験 …………………… 120
sarcopenia（サルコペニア） …………… 35
SIADH（抗利尿ホルモン不適合分泌症候群）
  ……………………………………… 12, 14
SOLVD試験 …………………………… 40
SPECT ……………………………… 142
STICH試験 ………………………… 142
stunned myocardium（気絶心筋）
  ……………………………… 136-138, 144
target legion ………………………… 150
TLR（target lesion revascularization）
  ……………………………………… 149, 152
total coronary calcium score ……… 157-163

図表

心不全のトピックス

介入（塩分・水分制限）の有無による各エンドポイントの改善	11
心不全患者の低ナトリウム血症発生のメカニズム	13
心不全患者の予後 — ヘモグロビン値との関係	17
エリスロポエチンの効果 — メタ分析から	18
ダルベポエチンの効果	20
介入後のヘモグロビン値の推移	21
心不全における貧血の機序	23
心不全患者における睡眠呼吸障害の頻度	27
心不全と睡眠呼吸障害の関連	28
収縮不全と睡眠呼吸障害合併患者の予後	29
OSA合併心不全に対するCPAPのエビデンス	30
CSR-CSA合併心不全に対するCPAPの効果（CANPAP試験）	31
サルコペニアと悪液質の違い	35
心臓悪液質患者の予後	36
BMI別心不全患者の予後	37
栄養状態を表す指標	38
各栄養指標と心不全患者の予後	39
心不全患者の体重減少に対するACE阻害薬エナラプリルの効果（SOLVED試験）	40
腎臓におけるナトリウム再吸収のメカニズム	44

不整脈のトピックス

主要エンドポイント発生率（RACE II試験）	54
最終調整心拍数（RACE II試験）	55
心房細動患者の心拍数と心拍出量の関係	56
主要エンドポイントの内訳（RACE II試験）	57
心房細動発症時期で見た死亡ハザード比（Framingham研究）	63
Intention-to-treatで見た死亡リスク（AF-CHF試験）	64
実際のリズムで見た死亡リスク（AF-CHF試験）	64
心拍数コントロール難渋例に対するアミオダロンの効果	66
心不全患者の入院時心拍数と死亡率の関係	67
心不全患者に対するβ遮断薬の慢性効果	69
脳梗塞発症患者の入院時BNP	75
入院後に見つかった無症候性心房細動の診断時期	76
原因不明の脳卒中患者における植込み型ループ心電図による心房細動発作の検出	77
肥大型心筋症患者の予後（英国）	80
肥大型心筋症患者の予後（日本）	81
左室流出路狭窄の程度と予後	82
左室流出路狭窄の部位と予後	83
突然死のリスクにかかわる因子	84
肥大型心筋症の死因	86
適切ショックの作動頻度	87
適切ショックの作動時期	87

拡張型心筋症患者の時代別予後 …………………………………… 92
拡張型心筋症に対する治療内容の変遷 …………………………… 93
治療前後のLVEFの経年的変化 …………………………………… 94
拡張型心筋症患者における不整脈関連死発生率 ………………… 95
拡張型心筋症に対するICDの効果(メタアナリシス) …………… 96
ICD作動の死亡率(メタアナリシス) ……………………………… 97
一次予防・二次予防別の適切作動率 ……………………………… 98
LVEF別の適切作動率 ……………………………………………… 98
ICD装着患者のelectrical stormの頻度 ………………………… 102
アミオダロン投与後のVT/VF発生回数(1時間当たり平均回数) … 105
アミオダロンおよびデスエチルアミオダロンの組織中濃度 …… 106

抗凝固療法のトピックス

ワルファリン、アスピリン、クロピドグレルによる非致死性・致死性大出血のハザード比 …… 112
脳卒中二次予防に対するワルファリンとアスピリンの効果(WARS試験) …… 113
脳卒中二次予防に対するワルファリンのPT-INR別効果(WARS試験) …… 113
急性心筋梗塞患者に対するワルファリンとアスピリンの二次予防効果 …… 114
ベアメタルステント留置例に対する抗血栓療法の効果 ………… 115
Triple TherapyとDAPTにおける各種イベント発生率の差 …… 116
DES留置例に対する抗血栓薬併用療法の効果 ………………… 118
急性冠症候群患者に対する抗血小板薬とNOAC併用療法の安全性 …… 119
PCI後の抗血栓療法をどうするか?(アンケート) ……………… 121
透析患者におけるワルファリン投与の影響 ……………………… 123
透析導入患者の死亡原因分類 …………………………………… 125
ワルファリン服用患者における大出血、頭蓋内出血発生率 …… 129
NOACの大規模臨床試験における大出血の頻度 ……………… 130
抗凝固療法中の大出血後死亡率 ………………………………… 131
ワルファリン服用中消化管出血後のイベント非発生率 ………… 133
脳卒中/一過性脳虚血発作/全身性塞栓症/死亡率に与えるハザード比 …… 134

冠動脈疾患のトピックス

急性冠症候群に対するPCI後のLVEF改善効果 ………………… 138
血行再建術前後のストレス時LVEF ……………………………… 139
血行再建術による死亡率低下予測 ……………………………… 140
血行再建術および内科治療10年後のLVEF …………………… 141
虚血性心筋症患者に対する内科治療と血行再建術の予後比較 …… 143
医療介入によっても心筋の収縮性が回復しない理由 ………… 145
PCIの歴史と各時期のイベント発生率 ………………………… 148
ステントの種類と再狭窄発生率の変遷 ………………………… 149
ステントの種類と心筋梗塞発症率の変遷 ……………………… 150
ステント治療後の冠動脈治療発生(再血行再建)率 …………… 151
フォローアップCAG後の再血行再建術実施率(peri-stent contrast stainingの有無別) …… 153
ステント内新規動脈硬化病変の累積発生率 …………………… 153
Agatstonスコアの感度・特異度 ………………………………… 158
閉塞性冠動脈疾患に関連する因子(ロジスティック回帰分析) … 159
Agatston scoreと冠動脈の動脈硬化病変の発生率 …………… 160
冠動脈石灰化の出現に関連する因子の検討(CARDIA Study 15年の調査) …… 161
Total coronary calcium scoreの増加度と冠動脈疾患発症率 … 162
冠動脈造影の結果とtotal coronary calcium score …………… 163

171

文献

1) 「循環器病の診断と治療に関するガイドライン（2010年度合同研究班報告）：急性心不全治療ガイドライン（2011年改訂版）」．http://www.j-circ.or.jp/guideline/pdf/JCS2011_izumi_h.pdf（2015年3月閲覧）より引用

2) 「循環器病の診断と治療に関するガイドライン（2009年度合同研究班報告）：慢性心不全治療ガイドライン（2010年改訂版）」．http://www.j-circ.or.jp/guideline/pdf/JCS2010matsuzakih.pdf（2015年3月閲覧）より引用

3) Aliti GB, et al. Aggressive fluid and sodium restriction in acute decompensated heart failure: a randomized clinical trial. JAMA Intern Med. 2013 Jun 24; 173(12): 1058-64.

4) Philipson H, et al. Salt and fluid restriction is effective in patients with chronic heart failure. Eur J Heart Fail. 2013 Nov; 15(11): 1304-10.

5) Filippatos TD, Elisaf MS. Hyponatremia in patients with heart failure. World J Cardiol. 2013 Sep 26; 5(9): 317-28.

6) Hamaguchi S, et al.; JCARE-CARD Investigators. Anemia is an independent predictor of long-term adverse outcomes in patients hospitalized with heart failure in Japan. A report from the Japanese Cardiac Registry of Heart Failure in Cardiology (JCARE-CARD). Circ J. 2009 Oct; 73(10): 1901-8.

7) Kotecha D, et al. Erythropoietin as a treatment of anemia in heart failure: systematic review of randomized trials. Am Heart J. 2011 May; 161(5): 822-831. e2.

8) Swedberg K, et al.; RED-HF Committees; RED-HF Investigators. Treatment of anemia with darbepoetin alfa in systolic heart failure. N Engl J Med. 2013 Mar 28; 368(13): 1210-9.

9) Shah R, Agarwal AK. Anemia associated with chronic heart failure: current concepts. Clin Interv Aging. 2013; 8: 111-22.

10) Bordier P. Sleep apnoea in patients with heart failure. Part I: diagnosis, definitions, prevalence, pathophysiology and haemodynamic consequences. Arch Cardiovasc Dis. 2009 Aug-Sep; 102(8-9): 651-61.

11) Valdivia-Arenas MA, et al. Sleep-disordered breathing in patients with decompensated heart failure. Heart Fail Rev. 2009 Sep; 14(3): 183-93.

12) Wang H, et al. Influence of obstructive sleep apnea on mortality in patients with heart failure. J Am Coll Cardiol. 2007 Apr 17; 49(15): 1625-31.

13) Kasai T, Bradley TD. Obstructive sleep apnea and heart failure: pathophysiologic and therapeutic implications. J Am Coll Cardiol. 2011 Jan 11; 57(2): 119-27.

14) Bradley TD, et al.; CANPAP Investigators. Continuous positive airway pressure for central sleep apnea and heart failure. N Engl J Med. 2005 Nov 10; 353(19): 2025-33.

15) 森 直治, 東口髙志. Current Insight: 悪液質 − What is cancer cachexia？−．日本緩和医療学会ニューズレター No.55. May 2012.

16) メルクマニュアル18版日本語版（ONLINE MEDICAL LIBRARY）．心血管疾患，心不全および心筋症，心不全（うっ血性心不全）．最終改訂月 2005年11月．http://merckmanual.jp/mmpej/sec07/ch074/ch074b.html（2015年3月閲覧）より引用

17) Zamboni M, et al. Sarcopenia, cachexia and congestive heart failure in the elderly. Endocr Metab Immune Disord Drug Targets. 2013 Mar; 13(1):58-67.

18) Fülster S, et al. Muscle wasting in patients with chronic heart failure: results from the studies investigating co-morbidities aggravating heart failure (SICA-HF). Eur Heart J. 2013 Feb; 34(7): 512-9.

19) Habedank D, et al. Relation of respiratory muscle strength, cachexia and survival in severe chronic heart failure. J Cachexia Sarcopenia Muscle. 2013 Dec; 4(4): 277-85.

20) Narumi T, et al. Prognostic importance of objective nutritional indexes in patients with chronic heart failure. J Cardiol. 2013 Nov; 62(5): 307-13.

21) von Haehling S, et al. Nutrition, metabolism, and the complex pathophysiology of cachexia in chronic heart failure. Cardiovasc Res. 2007 Jan 15; 73(2): 298-309.

22) 堀田幸造, 佐藤幸人. なぜ利尿薬抵抗性心不全となるのか？ Heart View. 2014; 18: 1128-33.

23) Felker GM, et al.; NHLBI Heart Failure Clinical Research Network. Diuretic strategies in patients with acute decompensated heart failure. N Engl J Med. 2011 Mar 3; 364(9): 797-805.

24) 「循環器病の診断と治療に関するガイドライン（2012年度合同研究班報告）：心房細動治療（薬物）ガイドライン（2013年改訂版）」．http://www.j-circ.or.jp/guideline/pdf/JCS2013_inoue_h.pdf（2015年3月閲覧）より引用

25) Groenveld HF, et al.; RACE II Investigators. Rate control efficacy in permanent atrial fibrillation: successful and failed strict rate

26) Rawles JM. What is meant by a "controlled" ventricular rate in atrial fibrillation? Br Heart J. 1990 Mar; 63(3): 157-61.

27) Wang TJ, et al. Temporal relations of atrial fibrillation and congestive heart failure and their joint influence on mortality: the Framingham Heart Study. Circulation. 2003 Jun 17; 107(23): 2920-5.

28) Roy D, et al.; Atrial Fibrillation and Congestive Heart Failure Investigators. Rhythm control versus rate control for atrial fibrillation and heart failure. N Engl J Med. 2008 Jun 19; 358(25): 2667-77.

29) Talajic M, et al.; AF-CHF Investigators. Maintenance of sinus rhythm and survival in patients with heart failure and atrial fibrillation. J Am Coll Cardiol. 2010 Apr 27; 55(17): 1796-802.

30) Clemo HF, et al. Intravenous amiodarone for acute heart rate control in the critically ill patient with atrial tachyarrhythmias. Am J Cardiol. 1998 Mar 1; 81(5): 594-8.

31) Bui AL, et al. Admission heart rate and in-hospital outcomes in patients hospitalized for heart failure in sinus rhythm and in atrial fibrillation. Am Heart J. 2013 Apr; 165(4): 567-574.

32) Kotecha D, et al.; Beta-Blockers in Heart Failure Collaborative Group. Efficacy of β blockers in patients with heart failure plus atrial fibrillation: an individual-patient data meta-analysis. Lancet. 2014 Dec 20; 384(9961): 2235-43.

33) Rose G, et al. Prevalence and prognosis of electrocardiographic findings in middle-aged men. Br Heart J. 1978 Jun; 40(6): 636-43.

34) Camm AJ, et al. The rhythm of the heart in active elderly subjects. Am Heart J 1980; 99(5): 598–603.

35) Kopecky SL, et al. The natural history of lone atrial fibrillation. A population-based study over three decades. N Engl J Med. 1987 Sep 10; 317(11): 669-74.

36) Kerr C, et al. Follow-up of atrial fibrillation: The initial experience of the Canadian Registry of Atrial Fibrillation. Eur Heart J. 1996 Jul; 17 Suppl C: 48-51.

37) Lévy S, et al. Characterization of different subsets of atrial fibrillation in general practice in France: the ALFA study. The College of French Cardiologists. Circulation. 1999 Jun 15; 99(23): 3028-35.

38) Flaker GC, et al.; AFFIRM Investigators. Asymptomatic atrial fibrillation: demographic features and prognostic information from the Atrial Fibrillation Follow-up Investigation of Rhythm Management (AFFIRM) study. Am Heart J. 2005 Apr; 149(4): 657-63.

39) Senoo K, et al. Progression to the persistent form in asymptomatic paroxysmal atrial fibrillation. Circ J. 2014; 78(5): 1121-6.

40) Engdahl J, et al. Stepwise screening of atrial fibrillation in a 75-year-old population: implications for stroke prevention. Circulation. 2013 Feb 26; 127(8): 930-7.

41) Lowres N, et al. Screening to identify unknown atrial fibrillation. A systematic review. Thromb Haemost. 2013 Aug; 110(2): 213-22.

42) Palm F, et al. Stroke due to atrial fibrillation in a population-based stroke registry (Ludwigshafen Stroke Study) $CHADS_2$, CHA_2DS_2-VASc score, underuse of oral anticoagulation, and implications for preventive measures. Eur J Neurol. 2013 Jan; 20(1): 117-23.

43) Flaker GC, et al.; AFFIRM Investigators. Asymptomatic atrial fibrillation: demographic features and prognostic information from the Atrial Fibrillation Follow-up Investigation of Rhythm Management (AFFIRM) study. Am Heart J. 2005 Apr; 149(4): 657-63.

44) Tamura H, et al. Elevated plasma brain natriuretic peptide levels predict left atrial appendage dysfunction in patients with acute ischemic stroke. J Cardiol. 2012 Aug; 60(2): 126-32.

45) Shibazaki K, et al. Brain natriuretic peptide levels as a predictor for new atrial fibrillation during hospitalization in patients with acute ischemic stroke.Am J Cardiol. 2012 May 1; 109(9): 1303-7.

46) Sanna T, et al.; CRYSTAL AF Investigators. Cryptogenic stroke and underlying atrial fibrillation. N Engl J Med. 2014 Jun 26; 370(26): 2478-86.

47)「循環器病の診断と治療に関するガイドライン（2011年度合同研究班報告）：肥大型心筋症の診療に関するガイドライン（2012年改訂版）」. http://www.j-circ.or.jp/guideline/pdf/JCS2012_doi_h.pdf（2015年3月閲覧）より引用

48) Elliott PM, et al. Historical trends in reported survival rates in patients with hypertrophic cardiomyopathy. Heart. 2006 Jun; 92(6): 785-91.

49) Nasermoaddeli A, et al. Prognosis and prognostic factors in patients with hypertrophic cardiomyopathy in Japan: results from a nationwide study. Heart. 2007 Jun; 93(6): 711-5.

50) Kubo T, et al. Clinical profiles of hypertrophic cardiomyopathy with apical phenotype-comparison of pure-apical form and distal-dominant form. Circ J. 2009 Dec; 73(12): 2330-6.

51) Sorajja P, et al. Outcome of mildly symptomatic or asymptomatic obstructive hypertrophic cardiomyopathy: a long-term follow-up study. J Am Coll Cardiol. 2009 Jul 14; 54(3): 234-41.

52) Minami Y, et al. Clinical implications of midventricular obstruction in patients with hypertrophic cardiomyopathy. J Am Coll Cardiol. 2011 Jun 7; 57(23): 2346-55.

53) Maron MS, et al. Prevalence, clinical significance, and natural history of left ventricular apical aneurysms in hypertrophic cardiomyopathy. Circulation. 2008 Oct 7; 118(15): 1541-9.

54) Christiaans I, et al. Risk stratification for sudden cardiac death in hypertrophic cardiomyopathy: systematic review of clinical risk markers Europace. 2010 Mar; 12(3): 313-21.

55) Maron BJ, et al. Epidemiology of hypertrophic cardiomyopathy-related death: revisited in a large non-referral-based patient population. Circulation. 2000 Aug 22; 102(8): 858-64.

56) Maron BJ, et al. Efficacy of implantable cardioverter-defibrillators for the prevention of sudden death in patients with hypertrophic cardiomyopathy. N Engl J Med. 2000 Feb 10; 342(6): 365-73.

57)「循環器病の診断と治療に関するガイドライン：心臓突然死の予知と予防法のガイドライン（2010年改訂版）」．http://www.j-circ.or.jp/guideline/pdf/JCS2010aizawa.h.pdf（2015年3月閲覧）より引用

58) Huang SK, et al. Significance of ventricular tachycardia in idiopathic dilated cardiomyopathy: observations in 35 patients. Am J Cardiol. 1983 Feb; 51(3): 507-12.

59) Suyama A, et al. Prevalence of ventricular tachycardia in patients with different underlying heart diseases: a study by Holter ECG monitoring. Am Heart J. 1986 Jul; 112(1): 44-51.

60) Neri R, et al. Arrhythmias in dilated cardiomyopathy. Postgrad Med J. 1986 Jun; 62(728): 593-7.

61) Olshausen KV, et al. Long-term prognostic significance of ventricular arrhythmias in idiopathic dilated cardiomyopathy. Am J Cardiol. 1988 Jan 1; 61(1): 146-51.

62) Castelli G, et al. Improving survival rates of patients with idiopathic dilated cardiomyopathy in Tuscany over 3 decades: impact of evidence-based management. Circ Heart Fail. 2013 Sep 1; 6(5): 913-21.

63) Teeter WA, et al. The natural history of new-onset heart failure with a severely depressed left ventricular ejection fraction: implications for timing of implantable cardioverter-defibrillator implantation. Am Heart J. 2012 Sep; 164(3): 358-64.

64) Grimm W, et al. Noninvasive arrhythmia risk stratification in idiopathic dilated cardiomyopathy: results of the Marburg Cardiomyopathy Study. Circulation. 2003 Dec 9; 108(23): 2883-91.

65) Theuns DA, et al. Effectiveness of prophylactic implantation of cardioverter-defibrillators without cardiac resynchronization therapy in patients with ischaemic or non-ischaemic heart disease: a systematic review and meta-analysis. Europace. 2010 Nov; 12(11): 1564-70.

66) Poole JE, et al. Prognostic importance of defibrillator shocks in patients with heart failure. N Engl J Med. 2008 Sep 4; 359(10): 1009-17.

67) Zecchin M, et al. The role of implantable cardioverter defibrillator for primary vs secondary prevention of sudden death in patients with idiopathic dilated cardiomyopathy. Europace. 2004 Sep; 6(5): 400-6.

68) Proietti R, Sagone A. Electrical storm: Incidence, Prognosis and Therapy. Indian Pacing Electrophysiol J. 2011 Mar 25; 11(2): 34-42.

69) Miwa Y, et al. Effects of landiolol, an ultra-short-acting beta1-selective blocker, on electrical storm refractory to class Ⅲ antiarrhythmic drugs. Circ J. 2010 May; 74(5): 856-63.

70) Scheinman MM, et al. Dose-ranging study of intravenous amiodarone in patients with life-threatening ventricular tachyarrhythmias. The Intravenous Amiodarone Multicenter Investigators Group. Circulation. 1995 Dec 1; 92(11):3264-72.

71) Hosaka F, et al. Amiodarone distribution in human tissues after long-term therapy: a case of arrhythmogenic right ventricular cardiomyopathy. Heart Vessels. 2002 May; 16(4): 154-6.

72) 脳卒中合同ガイドライン委員会編, 脳卒中治療ガイドライン2009. 東京：協和企画; 2009. より引用

73)「循環器病の診断と治療に関するガイドライン（2010年度合同研究班報告）．心筋梗塞二次予防に関するガイドライン（2011年改訂版）」．http://www.j-circ.or.jp/guideline/pdf/JCS2011_ogawah.pdf（2015年3月閲覧）より引用

74) Hansen ML, et al. Risk of bleeding with

single, dual, or triple therapy with warfarin, aspirin, and clopidogrel in patients with atrial fibrillation. Arch Intern Med. 2010 Sep 13; 170(16): 1433-41.

75) Mohr JP, et al.; Warfarin-Aspirin Recurrent Stroke Study Group. A comparison of warfarin and aspirin for the prevention of recurrent ischemic stroke. N Engl J Med. 2001 Nov 15; 345(20): 1444-51.

76) Hurlen M, et al. Warfarin, aspirin, or both after myocardial infarction. N Engl J Med. 2002 Sep 26; 347(13): 969-74.

77) Holmes DR Jr, et al. Combining antiplatelet and anticoagulant therapies. J Am Coll Cardiol. 2009 Jul 7; 54(2): 95-109.

78) Goto K, et al; CREDO-Kyoto Registry Cohort-2 Investigators. Anticoagulant and antiplatelet therapy in patients with atrial fibrillation undergoing percutaneous coronary intervention. Am J Cardiol. 2014 Jul 1; 114(1): 70-8.

79) Dewilde WJ, et al.; WOEST study investigators. Use of clopidogrel with or without aspirin in patients taking oral anticoagulant therapy and undergoing percutaneous coronary intervention: an open-label, randomised, controlled trial.Lancet. 2013 Mar 30; 381(9872): 1107-15.

80) Oldgren J, et al. New oral anticoagulants in addition to single or dual antiplatelet therapy after an acute coronary syndrome: a systematic review and meta-analysis. Eur Heart J. 2013 Jun; 34(22): 1670-80.

81) Dans AL, et al. Concomitant use of antiplatelet therapy with dabigatran or warfarin in the Randomized Evaluation of Long-Term Anticoagulation Therapy (RE-LY) trial. Circulation. 2013 Feb 5; 127(5): 634-40.

82) Alexander JH, et al. Apixaban vs. warfarin with concomitant aspirin in patients with atrial fibrillation: insights from the ARISTOTLE trial. Eur Heart J. 2014 Jan; 35(4): 224-32.

83) Patel MR, et al.; ROCKET AF Investigators. Rivaroxaban versus warfarin in nonvalvular atrial fibrillation. N Engl J Med. 2011 Sep 8; 365(10): 883-91.

84) Vardi M, et al. Evolving antithrombotic strategies in patients with atrial fibrillation undergoing percutaneous coronary intervention: results from a survey among US cardiologists. Clin Cardiol. 2014 Feb; 37(2): 103-7.

85) Genovesi S, et al. Prevalence of atrial fibrillation and associated factors in a population of long-term hemodialysis patients. Am J Kidney Dis. 2005 Nov; 46(5): 897-902.

86) Nishi K, et al. Electrocardiographic assessment of incident atrial fibrillation in hemodialysis patients. Ther Apher Dial. 2013 Feb; 17(1): 16-23.

87) 日本透析医学会.「血液透析患者における心血管合併症の評価と治療に関するガイドライン」. 透析会誌. 2011; 445: 337-425. より引用

88) Shah M, et al. Warfarin use and the risk for stroke and bleeding in patients with atrial fibrillation undergoing dialysis. Circulation. 2014 Mar 18; 129(11): 1196-203.

89) Wiesholzer M, et al. Incidence of stroke among chronic hemodialysis patients with nonrheumatic atrial fibrillation. Am J Nephrol. 2001 Jan-Feb; 21(1): 35-9.

90) Genovesi S, et al. Atrial fibrillation and morbidity and mortality in a cohort of long-term hemodialysis patients. Am J Kidney Dis. 2008 Feb; 51(2): 255-62.

91) Wizemann V, et al. Atrial fibrillation in hemodialysis patients: clinical features and associations with anticoagulant therapy. Kidney Int. 2010 Jun; 77(12): 1098-106.

92) Wetmore JB, et al. Atrial fibrillation and risk of stroke in dialysis patients. Ann Epidemiol. 2013 Mar; 23(3): 112-8.

93) Vázquez E, et al. Comparison of prognostic value of atrial fibrillation versus sinus rhythm in patients on long-term hemodialysis. Am J Cardiol. 2003 Oct 1; 92(7): 868-71.

94) 図説 わが国の慢性透析療法の現況（2013年12月31日現在）. 透析医学会. http://docs.jsdt.or.jp/overview/（2015年3月閲覧）

95) Jasuja GK, et al. Identifying major hemorrhage with automated data: results of the Veterans Affairs study to improve anticoagulation (VARIA). Thromb Res. 2013 Jan; 131(1): 31-6.

96) Connolly SJ, et al.; RE-LY Steering Committee and Investigators. Dabigatran versus warfarin in patients with atrial fibrillation. N Engl J Med. 2009 Sep 17; 361(12): 1139-51.

97) Patel MR, et al.; ROCKET AF Investigators. Rivaroxaban versus warfarin in nonvalvular atrial fibrillation. N Engl J Med. 2011 Sep 8; 365(10): 883-91.

98) Granger CB, et al.; ARISTOTLE Committees and Investigators. Apixaban versus warfarin in patients with atrial fibrillation. N Engl J Med. 2011 Sep 15; 365(11): 981-92.

99) Giugliano RP, et al.; ENGAGE AF-TIMI 48 Investigators. Edoxaban versus warfarin in patients with atrial fibrillation. N Engl J Med. 2013 Nov 28; 369(22): 2093-104.

100) Majeed A, et al. Management and outcomes of major bleeding during treatment with dabigatran or warfarin.Circulation. 2013 Nov 19; 128(21): 2325-32.

101) Piccini JP, et al.; ROCKET AF Investigators. Management of major bleeding events in patients treated with rivaroxaban vs. warfarin: results from the ROCKET AF trial. Eur Heart J. 2014 Jul 21; 35(28): 1873-80.

102) Hylek EM, et al. Major bleeding in patients with atrial fibrillation receiving apixaban or warfarin: The ARISTOTLE Trial (Apixaban for Reduction in Stroke and Other Thromboembolic Events in Atrial Fibrillation): Predictors, Characteristics, and Clinical Outcomes. J Am Coll Cardiol. 2014 May 27; 63(20): 2141-7.

103) Witt DM, et al. Risk of thromboembolism, recurrent hemorrhage, and death after warfarin therapy interruption for gastrointestinal tract bleeding.Arch Intern Med. 2012 Oct 22; 172(19): 1484-91.

104) Lip GY, et al. Prognosis and treatment of atrial fibrillation patients by European cardiologists: one year follow-up of the EURObservational Research Programme-Atrial Fibrillation General Registry Pilot Phase (EORP-AF Pilot registry). Eur Heart J. 2014 Dec 14; 35(47): 3365-76.

105) Miketić S, et al. Improvement of global and regional left ventricular function by percutaneous transluminal coronary angioplasty after myocardial infarction. J Am Coll Cardiol. 1995 Mar 15; 25(4): 843-7.

106) Ojaghi-Haghighi Z, et al. Coronary flow reserve, strain and strain rate imaging during pharmacological stress before and after percutaneous coronary intervention: comparison and correlation. Echocardiography. 2011 May; 28(5): 570-4.

107) Senior R, et al. Effect of revascularization on left ventricular remodeling in patients with heart failure from severe chronic ischemic left ventricular dysfunction. Am J Cardiol. 2001 Sep 15; 88(6): 624-9.

108) Zellweger MJ, et al. Evidence for left ventricular remodeling after percutaneous coronary intervention: effect of percutaneous coronary intervention on left ventricular ejection fraction and volumes. Int J Cardiol. 2004 Aug; 96(2): 197-201.

109) Rizzello V, et al. Improvement of stress LVEF rather than rest LVEF after coronary revascularisation in patients with ischaemic cardiomyopathy and viable myocardium. Heart. 2005 Mar; 91(3): 319-23.

110) Allman KC, et al. Myocardial viability testing and impact of revascularization on prognosis in patients with coronary artery disease and left ventricular dysfunction: a meta-analysis. J Am Coll Cardiol. 2002 Apr 3; 39(7): 1151-8.

111) Garzillo CL, et al. Long-term analysis of left ventricular ejection fraction in patients with stable multivessel coronary disease undergoing medicine, angioplasty or surgery: 10-year follow-up of the MASS II trial.Eur Heart J. 2013 Nov; 34(43): 3370-7.

112) Velazquez EJ, et al.; STICH Investigators. Coronary-artery bypass surgery in patients with left ventricular dysfunction. N Engl J Med. 2011 Apr 28; 364(17): 1607-16.

113) Shah BN, et al. The hibernating myocardium: current concepts, diagnostic dilemmas, and clinical challenges in the post-STICH era. Eur Heart J. 2013 May; 34(18): 1323-36.

114)「循環器病の診断と治療に関するガイドライン（2010年度合同研究班報告）．安定冠動脈疾患における待機的PCIのガイドライン（2011年改訂版）」．http://www.j-circ.or.jp/guideline/pdf/JCS2011_fujiwara_h.pdf（2015年3月閲覧）より引用

115)「循環器病の診断と治療に関するガイドライン（2009年度合同研究班 報告）．冠動脈病変の非侵襲的診断法に関するガイドライン．http://www.j-circ.or.jp/guideline/pdf/JCS2010_yamashina_h.pdf（2015年3月閲覧）より引用

116) Donald S. Baim. On-label Use of the TAXUS Drug-eluting Stent System. Evolution of PCI: The dominant coronary revascularization since 1990. Food and Drug Administration (slide). FDA Circulatory System Devices Panel Meeting-December 7 & 8, 2006. http://www.fda.gov/ohrms/dockets/ac/06/slides/2006-4253oph1_15_Baim-Boston.pdf

117) Stettler C, et al. Drug eluting and bare metal stents in people with and without diabetes: collaborative network meta-analysis. Br Med J. 2008 Aug 29; 337: a1331.

118) Glaser R, et al. Clinical progression of incidental, asymptomatic lesions discovered during culprit vessel coronary intervention. Circulation. 2005 Jan 18; 111(2):143-9.

119) Kimura T, et al.; j-Cypher Registry Investigators. Very late stent thrombosis and late target lesion revascularization after sirolimus-eluting stent implantation: five-year outcome of the j-Cypher Registry. Circulation. 2012 Jan 31; 125(4): 584-91.

120) Kozuma K, et al. Peri-stent contrast staining and very late stent thrombosis after sirolimus-eluting stent implantation: an observation from the RESTART (REgistry

of Stent Thrombosis for review And Re-evaluaTion) angiographic substudy. Euro Intervention. 2013 Nov; 9(7): 831-40.

121) Imai M, et al. Incidence, risk factors, and clinical sequelae of angiographic peri-stent contrast staining after sirolimus-eluting stent implantation. Circulation. 2011 May 31; 123(21): 2382-91.

122) Agatston AS, et al. Quantification of coronary artery calcium using ultrafast computed tomography. J Am Coll Cardiol. 1990 Mar 15; 15(4): 827-32.

123) Guerci AD, et al. Comparison of electron beam computed tomography scanning and conventional risk factor assessment for the prediction of angiographic coronary artery disease. J Am Coll Cardiol. 1998 Sep; 32(3): 673-9.

124) Yamamoto H, et al. Kihara Y. Clinical implications of the coronary artery calcium score in Japanese patients. J Atheroscler Thromb. 2014; 21(11): 1101-8.

125) Rosen BD, et al. Relationship between baseline coronary calcium score and demonstration of coronary artery stenoses during follow-up MESA (Multi-Ethnic Study of Atherosclerosis). JACC Cardiovasc Imaging. 2009 Oct; 2(10): 1175-83.

126) Chang SM, et al. The coronary artery calcium score and stress myocardial perfusion imaging provide independent and complementary prediction of cardiac risk. J Am Coll Cardiol. 2009 Nov 10; 54(20): 1872-82.

127) Loria CM, et al. Early adult risk factor levels and subsequent coronary artery calcification: the CARDIA Study. J Am Coll Cardiol. 2007 May 22; 49(20): 2013-20.

128) Budoff MJ, et al. Progression of coronary calcium and incident coronary heart disease events: MESA (Multi-Ethnic Study of Atherosclerosis). J Am Coll Cardiol. 2013 Mar 26; 61(12): 1231-9.

129) Gottlieb I, et al. The absence of coronary calcification does not exclude obstructive coronary artery disease or the need for revascularization in patients referred for conventional coronary angiography. J Am Coll Cardiol. 2010 Feb 16; 55(7): 627-34.

著者略歴

山下武志（やました たけし）

1986年　東京大学 医学部卒業
1994年　大阪大学 医学部第二薬理学講座
1998年　東京大学 医学部循環器内科助手
2000年　公益財団法人 心臓血管研究所第三研究部長
2006年　同 研究本部長・常務理事
2011年　同 研究所長・付属病院長
2014年　同 研究所長・CVI ARO Chairman（現職）

日本内科学会認定内科医、日本循環器学会認定循環器専門医
日本不整脈学会・日本心電学会認定不整脈専門医
日本心電学会 木村栄一賞、
日本循環器学会 Young Investigator's Awards、
世界心電学会 Young Investigator's Awards受賞
『心筋細胞の電気生理学』
『ECGケースファイル－心臓病の診療センスを身につける（共著）』／メディカル・サイエンス・インターナショナル
『ナース・研修医のための心電図が好きになる！』／南江堂
『Revolution 心房細動に出会ったら』『3秒で心電図を読む本』『New and New 心房細動の抗凝固療法』
『知っていますか？抗凝固療法のための消化管出血の知識』／メディカルサイエンス社 他、著書多数。

カバーデザイン／島田デザイン室　　ブックデザイン／阿彦実奈

謹 告

本書に記載した診断・治療法は、出版時点において一般的に行われている方法であり、かつ、薬剤の用法・用量については出版時点の最新の添付文書を参考に（論文中の記載については原著のママ）記載しています。本書に示された患者への情報提供に関する記載を含め、その治療法を個々の患者に適用する責任は各医師の上にあり、結果、不都合が生じた場合にも、著者ならびに出版社はその責を負いかねますのでご了承ください。

超！教科書
SHINKEN ジュニアリサーチカンファレンス

2015年5月 1日 第1版1刷発行
2015年7月10日 第1版2刷発行

著　者	山下武志
発行人	西澤行人
発行所	株式会社メディカルサイエンス社

〒150-0002 東京都渋谷区渋谷1-3-9 東海堂渋谷ビル7階
Tel.03-6427-4501／Fax.03-6427-4577
http://medcs.jp/

印刷・製本	日経印刷株式会社

©Takeshi Yamashita, 2015

乱丁・落丁本は、送料小社負担にてお取替えします。
本書の内容の一部または全部を無断で複写・複製・転載することを禁じます。
Medical Science Publishing Co., Ltd. Printed in Japan
ISBN 978-4-903843-68-1 C3047